医用化学学习指导

姜慧君　周　萍　主编

东南大学出版社
SOUTHEAST UNIVERSITY PRESS
·南京·

图书在版编目(CIP)数据

医用化学学习指导 / 姜慧君,周萍主编. — 南京：
东南大学出版社,2017.6(2023.8 重印)
ISBN 978-7-5641-5629-9

Ⅰ. ①医… Ⅱ. ①姜… ②周… Ⅲ. ①医用化学-高
等学校-教学参考资料 Ⅳ. ①R313

中国版本图书馆 CIP 数据核字(2017)第 100323 号

医用化学学习指导

主　　编	姜慧君　周　萍	
责任编辑	陈潇潇	
出版发行	东南大学出版社	
出 版 人	江建中	
社　　址	南京市四牌楼 2 号(邮编:210096)	
网　　址	http://www.seupress.com	
电子邮箱	cxx@seupress.com	
印　　刷	南京玉河印刷厂	
开　　本	787mm×1092mm　1/16	
印　　张	9.75	
字　　数	250 千字	
版　　次	2017 年 6 月第 1 版　2023 年 8 月第 4 次印刷	
书　　号	ISBN　978-7-5641-5629-9	
定　　价	21.00 元	
经　　销	新华书店	
发行热线	025-83790519　83791830	

* 本社图书若有印装质量问题,请直接与营销部联系,电话:025-83791830。

《医用化学学习指导》

编写委员会

主　编：姜慧君　周　萍

副主编：居一春　史丽英

编　委（按拼音为序）：

蔡　政　程宝荣　顾伟华　何广武

姜慧君　居一春　史丽英　杨　静

杨旭曙　张振琴　周　萍　朱　荔

前　言

　　《医用化学学习指导》是《医用化学》的配套辅导用书。《医用化学》是高等医学院校临床医学、口腔医学、儿科、护理等专业的一门公共基础课程。为适应高等医学院校对医学人才知识结构和创新能力培养的要求,本书的编写是以帮助学生尽快适应大学化学教育为目的,以教学小结的方式明确教学大纲的主要内容,同时通过自测题,让学生巩固课堂的学习内容,及时调整学习方法,充分发挥学生的主观能动性,逐步提高独立思考和解决问题的能力。

　　全书共 23 章,顺序与《医用化学》一致。每章分小结、自测题、自测题答案和《医用化学》教材每章习题的答案四部分。

　　本书由南京医科大学药学院化学系全体教师参与编写:程宝荣(第一章)、蔡政(第二章)、周萍(第三、八章)、顾伟华(第四、五章)、杨旭曙(第六章)、史丽英(第七章)、杨静(第九章)、姜慧君(第十、十五、二十二章)、朱荔(第十一、十二章)、张振琴(第十三、十四、十八章)、居一春(第十六、二十、二十一章)、何广武(第十七、十九、二十三章),黄长高老师对全书进行了文字校对。

　　书中难免有一些问题,希望使用本书的老师、同学能多提宝贵意见。

编　者

2017 年 2 月

目　录

第一章　溶液和胶体分散系

小　结

一、分散系的分类

由一种或几种物质以较小的颗粒分散在另一种物质中所构成的系统称为分散系。其中被分散的物质称为分散相,容纳分散相的连续介质称为分散介质。

分散系可分为均相分散系和非均相分散系。

按分散相粒子的大小又可分为:

$<10^{-9}$ m　　　　　　　溶液

$10^{-9} \sim 10^{-7}$ m　　　胶体分散系(溶胶和高分子溶液)

$>10^{-7}$ m　　　　　　　粗分散系(悬浊液、乳浊液)

二、溶液的组成标度

(一) 物质的量浓度

物质的量是表示微观物质数量的基本物理量。物质 B 的物质的量用符号 n_B 表示。基本单位是摩尔,单位符号为 mol。摩尔的定义是"摩尔是一系统的物质的量,该系统中所包含的基本单元数与 0.012 kg ^{12}C 的原子数目相等",大约为 6.022 6×10^{23}。

物质 B 的物质的量 n_B 可以通过 B 的质量 m_B 和摩尔质量 M_B 推算,即

$$n_B = \frac{m_B}{M_B}$$

物质的量浓度定义为溶质的物质的量除以溶液的体积,即

$$c_B = \frac{n_B}{V}$$

医学上常用的单位为 mol·L^{-1}、mmol·L^{-1} 及 μmol·L^{-1} 等。

(二) 质量浓度

物质 B 的质量浓度 ρ_B 定义为

$$\rho_B = \frac{m_B}{V}$$

医学上常用的单位为 g·L^{-1}、mg·L^{-1}、μg·L^{-1} 等,质量单位可变,体积单位不变。

物质的量浓度与质量浓度有如下换算关系:

$$c_B \cdot M_B = \rho_B$$

（三）质量分数

质量分数的符号为 w_B，单位是 1，定义为

$$w_B = \frac{m_B}{m}$$

（四）体积分数

体积分数的符号为 φ_B，单位是 1，定义为

$$\varphi_B = \frac{V_B}{\sum\limits_i V_i}$$

三、溶液的渗透压

（一）渗透压和渗透现象

若用一种只允许溶剂（如水）分子透过而溶质（如蔗糖）分子不能透过的半透膜把溶液和纯溶剂隔开，由于膜两侧单位体积内溶剂分子数不等，因此在单位时间内由纯溶剂进入溶液中的溶剂分子数要比由溶液进入纯溶剂的多，其结果是溶液一侧的液面升高，这称为渗透现象。

渗透现象发生的条件：一是存在半透膜，二是膜两侧单位体积内溶剂分子数不相等（渗透浓度不等）。

净渗透的方向总是溶剂分子从纯溶剂一方往溶液一方；若半透膜隔开的是浓度不等的两个非电解质溶液，净渗透的方向则是溶剂分子从稀溶液一方往浓溶液一方进行，从而缩小膜两边溶液的浓度差。

为维持只允许溶剂通过的膜所隔开的溶液与溶剂之间的渗透平衡而需要的超额压强等于溶液的渗透压。渗透压的符号为 Π，单位为 Pa 或 kPa。

渗透压是溶液的一种属性。任何溶液都具有渗透压。

（二）溶液的渗透压与浓度及温度的关系

渗透压与浓度、温度关系的 van't Hoff 方程是

$$\Pi V = n_B RT$$

$$\Pi = c_B RT$$

Π 与 c_B 或 T 成正比。

（三）渗透压在医学上的意义

强电解质在稀溶液中可视为 100% 解离，在计算电解质溶液的渗透压时，要乘以校正系数 i。

$$\Pi = i c_B RT$$

渗透浓度 c_{os} 是渗透活性物质（分子、离子）的总浓度，单位为 $mmol \cdot L^{-1}$。

非电解质溶液：$c_{os}=c$

强电解质溶液：$c_{os}=ic$

血浆渗透浓度范围为 $280\sim320$ mmol·L^{-1}，医学上将溶液的渗透浓度在此范围内的称为等渗溶液，高于 320 mmol·L^{-1} 的为高渗溶液，低于 280 mmol·L^{-1} 的为低渗溶液。在高渗溶液中红细胞会发生皱缩，而在低渗溶液中则发生溶血。

四、表面活性剂和乳状液

（一）表面张力与表面能

在多相系统中，相与相之间的接触面称为界面，也可称为表面。在恒温恒压下，沿着液体表面作用于单位长度表面上使表面收缩的作用力，称为表面张力，用 σ 表示，单位为 N·m^{-1}。

如果要扩展液体的表面，即把处在内部的分子迁移到表面上，就必须克服向内的表面张力做功，所做的功转化为迁移到表面分子的势能，称为表面能。

$$G=\sigma\cdot A$$

表面能越高，系统越不稳定，自发降低表面能的趋势越大。降低表面能可通过两种手段来实现：一是降低表面积，二是降低表面张力。

（二）表面活性剂

可使相间的表面张力显著降低的物质叫做表面活性剂。表面活性剂分子结构上的特征是既含有亲水的极性基团又含有疏水的非极性基团。

（三）乳状液

将一种液体分散在另一种与之不相溶的液体中，形成分散系统的过程称为乳化作用，得到的分散系称为乳状液。其中一相是水，另一相统称为油（包括极性小的有机溶剂，如苯）。

乳状液多属于不稳定的粗分散系统。如果向油、水不相混溶的系统中加入表面活性剂，然后充分振荡，则可形成较为稳定的乳状液，称为乳化剂。乳化剂一方面可降低两相界面的张力；另一方面由于形成一层具有机械强度的膜层，阻止它们在相互碰撞时的聚集，形成稳定的乳状液。

乳状液分为水包油型（O/W）和油包水型（W/O）。

确定乳状液类型通常有稀释法、染色法和电导率法。

五、溶胶

溶胶的分散相是大量原子、离子或分子组成的集合体，在分散相与分散介质之间存在着相界面，形成高度分散的多相亚稳定系统，具有高分散性、聚集不稳定性。

（一）溶胶的制备

分散法：用物理破碎的方法使大颗粒物质分散成胶粒。

凝聚法：用化学反应使分子或离子聚集成胶粒。

（二）溶胶的性质

1. 溶胶的光散射——丁铎尔现象特有的散射光学性质。

丁铎尔现象是溶胶粒子对光产生散射的结果。真溶液中主要发生光的透射和吸收，粗分散系中主要发生光的反射。高分子溶液是均相体系，散射不明显。

2. 溶胶的动力学性质——布朗运动

布朗运动是由于分散相粒子受介质的分子不断碰撞，合力不为 0，不断改变运动方向造成的，是无规则的运动。

溶胶的胶粒较小，扩散和沉降两种作用同时存在。当沉降速度等于扩散速度，系统处于沉降平衡状态。扩散现象是由胶粒的布朗运动引起的，它使胶粒克服重力沉降，因而是溶胶的稳定因素之一，即动力学稳定因素。

3. 溶胶的电学性质——电泳和电渗

在电场作用下，带电粒子在介质中的定向运动称为电泳。在外电场作用下，分散介质的定向移动现象称为电渗。电泳技术在生命活性物质如氨基酸、多肽、蛋白质及核酸等物质的分离和分析研究中有广泛的应用。

（三）胶粒带电的原因与胶团的结构

1. 溶胶的胶核（原子、分子的聚集体）有选择性地吸附与其组成类似的某种离子（称为吸附离子）作为稳定剂，使其表面带有一定的电荷。

胶团结构简式的书写：以氢氧化铁溶胶为例。

$$\underbrace{\underbrace{[Fe(OH)_3]_m}_{胶核} \cdot \underbrace{nFeO^+ \cdot (n-x)Cl^-}_{吸附层}}_{胶粒}{}^{x+} \cdot \underbrace{xCl^-}_{扩散层}$$

胶团

对于卤化银溶胶，改变两种反应物的用量，可使制备的溶胶胶粒带不同符号的电荷。

2. 除胶核表面的选择性吸附外，胶核表面分子的解离也可造成胶粒带电。

（四）溶胶的相对稳定因素

1. 胶粒带电

胶核因选择性吸附与其组成相似的离子而表面带有相同符号的电荷。胶团的双电层结构是决定溶胶稳定性的主要因素。

2. 溶胶表面的水化膜

包围着胶粒的吸附层和扩散层所构成的双电层是水化离子的双电层，在一定程度上起到阻碍粒子聚集的作用。

3. 布朗运动

（五）溶胶的聚沉

胶粒在一定条件下聚集成较大的颗粒而导致沉淀的现象称为聚沉。对溶胶聚沉起主要作用的是电解质中的反离子。电荷相同的反离子，聚沉能力几乎相等；而反离子的电荷越高，聚沉能力也急剧增强。

六、高分子化合物溶液

高分子化合物指相对分子质量大于 1 万的化合物。高分子化合物在液态的分散介质中形成的单相分子、离子分散系统称为高分子化合物溶液。高分子化合物溶液的分散粒径在 1～100 nm，具有一些胶体分散系共有的性质。

许多高分子化合物具有较多的亲水基团，与水分子有较强的亲和力，可在高分子化合物周围形成一层水合膜，这是高分子化合物溶液具有稳定性的主要原因。

因加入易溶强电解质离子化合物而使蛋白质从溶液中沉淀析出的作用称为盐析。盐析过程实质上是蛋白质的脱水过程。

在一定条件下，使高分子或溶胶粒子相互聚合连接的线形或分支结构相互交联，形成立体空间网状结构，溶剂小分子充满在网状结构的空隙中，失去流动性而成为半固体状的凝胶。琼脂凝胶是一种常用的细菌培养基。

凝胶的网状结构中，溶剂不能自由流动，而高分子或溶胶粒子相互交联成的网状骨架的弹性使凝胶成为弹性半固体，称为弹性凝胶。弹性凝胶和溶剂接触时，会自动吸收溶剂而膨胀，称为膨润或溶胀。而凝胶较久静置后，部分液体也可自动地从凝胶分离出来，使凝胶本身的体积缩小，称为离浆，例如未抗凝的血浆凝块静置后表面会有液体析出。

自测题

一、判断题（正确的打"√"，错误的打"✕"）

1. 1 mol 硫酸的质量是 98 g。 （ ）
2. $c(3HCl) = 3 \text{ mol} \cdot L^{-1}$，则 $c(HCl) = 1 \text{ mol} \cdot L^{-1}$。 （ ）
3. 在使用物质的量、摩尔、物质的量的浓度时，必须指明基本单元。这里的基本单元不一定是自然存在的粒子或其特定组合，也可以是想象的或根据需要假设的各种粒子或其分割与组合。 （ ）
4. 相同温度时，渗透浓度都为 200 mmol $\cdot L^{-1}$ 的 NaCl 溶液的渗透压是 $C_6H_{12}O_6$ 溶液的 2 倍。 （ ）
5. 临床上的两个等渗溶液以任意体积比混合（不发生化学反应），所得溶液都是等渗溶液。 （ ）
6. 加水进乳状液中，能均匀混合的是 O/W 型乳状液。 （ ）
7. 溶胶发生电泳时，胶粒部分和扩散层分离，胶粒向着和反离子所带电荷的电性相同的电极运动。 （ ）
8. 胶体分散系不一定就是多相系统。 （ ）
9. 加入少量电解质盐类，引起胶粒聚集沉降的作用叫做盐析。 （ ）
10. 单独一烧杯葡萄糖溶液因为没发生渗透现象，所以它不具有渗透压。 （ ）

二、单选题

1. 硫酸瓶上的标记是 80% H_2SO_4，相对分子质量 $M_r=98.00$，密度 $d=1.727\ g \cdot mL^{-1}$，下列数值中接近该酸的物质的量浓度（$mol \cdot L^{-1}$）的是 （　　）

    A. 14.1   B. 9.8   C. 10.2   D. 16.6

2. 0.2 mol H_2SO_4 溶解在水中，配制成 500 mL 溶液，其浓度表示正确的是 （　　）

    A. $c(H_2SO_4)=0.2\ mol \cdot L^{-1}$

    B. $c[(1/2)H_2SO_4]=0.2\ mol \cdot L^{-1}$

    C. $c[(1/2)H_2SO_4]=0.8\ mol \cdot L^{-1}$

    D. 硫酸的浓度为 0.4 $mol \cdot L^{-1}$

3. 欲使被半透膜隔开的两种溶液间不发生净渗透而处于渗透平衡，应使两溶液（题中的基本单元均以溶质的分子式表示） （　　）

    A. ρ_B 相同   B. c_{os} 相同

    C. w_B 相同   D. c_B 相同

4. 会使红细胞发生溶血的溶液是 （　　）

    A. $3.0\ g \cdot L^{-1}\ NaCl$ B. $9.0\ g \cdot L^{-1}\ NaCl$

    C. $27.0\ g \cdot L^{-1}\ NaCl$ D. $50.0\ g \cdot L^{-1}\ C_6H_{12}O_6$

5. 温度一定，下列几组用半透膜隔开的溶液中水向左净渗透的是 （　　）

    A. $0.5\ mol \cdot L^{-1}\ CO(NH_2)_2$ ┆ $0.5\ mol \cdot L^{-1}\ C_6H_{12}O_6$

    B. $0.5\ mol \cdot L^{-1}\ C_6H_{12}O_6$ ┆ $0.5\ mol \cdot L^{-1}\ NaCl$

    C. $0.5\ mol \cdot L^{-1}\ NaCl$ ┆ $0.8\ mol \cdot L^{-1}\ C_6H_{12}O_6$

    D. $0.5\ mol \cdot L^{-1}\ MgSO_4$ ┆ $0.5\ mol \cdot L^{-1}\ CaCl_2$

6. 用 $AgNO_3$ 和 KBr（过量）制备 AgBr 溶胶，下列说法错误的是 （　　）

    A. 胶核是 AgBr

    B. 胶核吸附的离子是 Br^-

    C. 在电场中胶粒向负极运动

    D. 进入吸附层的 K^+ 愈多，溶胶稳定性越差

7. 下列关于溶胶和高分子溶液的叙述，正确的是 （　　）

    A. 都是均相稳定系统

    B. 都是多相亚稳定系统

    C. 溶胶是均相稳定系统，而高分子化合物溶液是多相亚稳定系统

    D. 溶胶是多相亚稳定系统，而高分子化合物溶液是均相稳定系统

8. 使 $Fe(OH)_3$ 溶胶聚沉，效果最好的电解质是 （　　）

    A. $AlCl_3$ B. $NaNO_3$

    C. Na_2SO_4 D. K_3PO_4

9. 表面活性物质是 （　　）

    A. 能形成负吸附的物质   B. 能增加系统表面能的物质

    C. 能降低系统内部能量的物质   D. 能降低溶剂表面张力的物质

10. 蛙肌细胞内液的渗透浓度为 240 $mmol \cdot L^{-1}$,将蛙肌细胞置于 7 $g \cdot L^{-1}$ NaCl 中,则蛙肌细胞的形态为 （ ）

    A. 皱缩   B. 不变   C. 膨胀   D. 破裂

11. 下列因素中,与非电解质溶液的渗透压无关的是 （ ）

    A. 溶质的本性   B. 溶液的浓度

    C. 溶液的温度   D. 单位体积内溶质的质点数

12. 丁铎尔现象产生的原因是 （ ）

    A. 入射光被胶粒反射   B. 入射光被胶粒散射

    C. 入射光完全被胶粒吸收   D. 入射光完全透过溶胶

13. 310 K 时,某 NaCl 溶液的渗透压测得为 778 kPa,则其物质的量浓度 c_{NaCl} 为 （ ）

    A. 0.302 $mol \cdot L^{-1}$ B. 0.151 $mol \cdot L^{-1}$

    C. 0.453 $mol \cdot L^{-1}$ D. 0.604 $mol \cdot L^{-1}$

14. 某温度下,V mL NaCl 饱和溶液 m g,其中含 NaCl a g,NaCl 的摩尔质量为 M_B $g \cdot mol^{-1}$,则该溶液的物质的量浓度($mol \cdot L^{-1}$)为 （ ）

    A. $\dfrac{a}{(m-a)M_B}$ B. $\dfrac{1\ 000a}{VM_B}$

    C. $\dfrac{1\ 000a}{(m-a)M_B}$ D. $\dfrac{10^{-3}a}{(m-a)M_B}$

15. 会使红细胞发生皱缩的溶液是 （ ）

    A. 10.0 $g \cdot L^{-1}$ $CaCl_2 \cdot 2H_2O$(M_r=147)

    B. 12.5 $g \cdot L^{-1}$ $NaHCO_3$(M_r=84)

    C. 1.0 $g \cdot L^{-1}$ NaCl(M_r=58.5)

    D. 112 $g \cdot L^{-1}$ $C_3H_5O_3Na$(M_r=112)

自测题参考答案

一、判断题

1. ×   2. ×   3. √   4. ×   5. √   6. √   7. √   8. √   9. ×   10. ×

二、单选题

1. A   2. C   3. B   4. A   5. C   6. C   7. D   8. D   9. D   10. B   11. A   12. B   13. B   14. B   15. D

习题参考答案

1. 错误。"1 mol 硫酸的质量是 98.0 g"这种说法没有指明基本单元。可以改成"1 mol H_2SO_4 的质量是 98.0 g"。

2. 假设溶液均为 1 L。

$$(1)\ c_{HNO_3} = \frac{1\,000 \times 1.42 \times 0.700}{63 \times 1} = 15.78\ mol \cdot L^{-1}$$

$$(2)\ c_{NH_3} = \frac{1\,000 \times 0.900 \times 0.280}{17 \times 1} = 14.82\ mol \cdot L^{-1}$$

3. $m_{NaCl} = n_{NaCl} \cdot M_{NaCl} = 5.0 \times 10^{-2} \times 58.5 = 2.925\ g$

$$V = \frac{m_{NaCl}}{\rho_{NaCl}} = \frac{2.925}{9.0} = 0.325\ L$$

4. 设需 $500\ g \cdot L^{-1}$ 的葡萄糖溶液的体积为 V mL。两溶液混合后总体积为两溶液体积之和。

$$100 \times (500 + V) = 50 \times 500 + 500 \times V$$

$$V = 62.5\ mL$$

5. D

6. A. $c_{os} = c(C_6H_{12}O_6) = 0.2\ mol \cdot L^{-1}$

   B. $c_{os} = (3/2)c[(1/2)Na_2CO_3] = 0.3\ mol \cdot L^{-1}$

   C. $c_{os} = (4/3)c[(1/3)Na_3PO_4] = 0.4\ mol \cdot L^{-1}$

   D. $c_{os} = 2c(NaCl) = 0.50\ mol \cdot L^{-1}$

   同温度下渗透压 D>C>B>A

7. NaCl、KCl 和 $CaCl_2$ 均为强电解质,溶于水后,NaCl 和 KCl 的 $i = 2$,$CaCl_2$ 的 $i = 3$。

$$c_{os,NaCl} = 2 \times c_{NaCl} = 2 \times \frac{8.5}{58.5 \times 1} = 0.291\ mol \cdot L^{-1}$$

$$c_{os,KCl} = 2 \times c_{KCl} = 2 \times \frac{0.3}{74.55 \times 1} = 0.008\ mol \cdot L^{-1}$$

$$c_{os,CaCl_2} = 3 \times c_{CaCl_2} = 3 \times \frac{0.33}{147 \times 1} = 0.007\ mol \cdot L^{-1}$$

$$c_{os} = 0.291 + 0.008 + 0.007 = 0.306\ mol \cdot L^{-1} = 306\ mmol \cdot L^{-1}$$

因此林格氏液是等渗溶液。

8. 胶核吸附与其组成类似的离子而带电荷,所带电荷与选择性吸附离子电荷性质一致。有的溶胶表面分子会解离,如硅胶,这样也会使胶粒带电。

9. C

10. 根据题意可知参与反应的 KCl 和 $AgNO_3$ 的物质的量分别为:

$$n_{KCl} = 0.002\,0 \times 12.5 = 0.025\ mmol$$

$$n_{AgNO_3} = 0.005\,0 \times 100 = 0.50\ mmol$$

Ag^+ 过量,胶核选择性吸附离子为 Ag^+,反离子为 NO_3^-。该溶胶为正溶胶,电泳向负极。

胶团结构式为:$[(AgCl)_m \cdot nAg^+ \cdot (n-x)NO_3^-]^{x+} \cdot xNO_3^-$

11. A 溶胶的反离子为阳离子,B 溶胶的反离子为阴离子,故 A 为负溶胶,B 为正溶胶。

(程宝荣)

第二章 化学反应速率与化学平衡

小 结

一、化学反应速率的表示方法

化学反应速率表示反应进行的快慢,分为平均速率和瞬时速率两种。

平均速率是在一个时间间隔内反应中某组分浓度的改变量。

$$\bar{v} = -\frac{\Delta c_{反应物}}{\Delta t} \quad 或 \quad \bar{v} = \frac{\Delta c_{生成物}}{\Delta t}$$

瞬时速率是无限缩短时间间隔,令 Δt 趋近于零时平均速率的极限值。

$$v = \lim_{\Delta t \to 0} \frac{-\Delta c_{反应物}}{\Delta t} = -\frac{dc_{反应物}}{dt} \quad 或 \quad v = \lim_{\Delta t \to 0} \frac{\Delta c_{生成物}}{\Delta t} = \frac{dc_{生成物}}{dt}$$

用不同的反应物或产物的浓度在单位时间改变量来表示同一反应的速率,数值不等。对于反应 $a\mathrm{A} + b\mathrm{B} = e\mathrm{E}$,存在如下关系:

$$\frac{dc_{\mathrm{E}}}{edt} = -\frac{dc_{\mathrm{A}}}{adt} = -\frac{dc_{\mathrm{B}}}{bdt}$$

二、化学反应速率理论简介

(一)有效碰撞理论

有效碰撞理论认为:化学反应发生是由于反应物分子之间的有效碰撞。所谓有效碰撞是指反应分子具有足够的活化能,且碰撞时的方位合适。活化能 E_a 是指活化分子所具有的最低能量与反应系统中所有分子的平均能量之差。

(二)过渡态理论

过渡态理论认为:反应分子相互靠近形成了活化络合物,活化络合物的能量与反应物分子平均能量之差称为活化能。活化能是反应物与产物间的一个势能垒。活化能越大,化学反应速率越慢。

三、影响反应速率的因素

(一)浓度对化学反应速率的影响

一步完成的反应称为元反应。其反应速率与各个反应物浓度的幂次方乘积成正比,其中各浓度的幂指数就是反应式中各相应物质分子式前的化学计量数,这就是质量作用定律。

对于元反应 $a\mathrm{A} + b\mathrm{B} = e\mathrm{E} + f\mathrm{F}$,可以直接根据反应物的化学计量数写出反应速率

方程式：

$$v = kc_A^a c_B^b$$

式中 k 称为速率常数，其数值与反应物本性、温度、催化剂、溶剂等有关，而与反应物浓度无关。在同样条件下，k 越大，表示反应的速率越快。

分几步完成的反应称为复合反应。

对于复合反应 $a\mathrm{A}+b\mathrm{B}\Longrightarrow e\mathrm{E}+f\mathrm{F}$，其速率方程可表示为：

$$v = kc_A^\alpha c_B^\beta$$

式中 α 为反应物 A 的级数，β 为反应物 B 的级数，整个反应的级数 n 为 $\alpha+\beta$。反应级数可以是零、简单的正数和负数以及分数。这里 α 不一定等于 a，β 也不一定等于 b。α 与 β 的值必须通过实验来确定。

反应速率与反应物浓度一次方成正比的反应称为一级反应。其浓度与时间的关系为 $\ln \dfrac{c}{c_0} = -kt$。

一级反应的反应物浓度的对数 $\ln c$ 与时间 t 成线性关系，直线的斜率为 $-k$。一级反应 k 的单位为（时间）$^{-1}$；半衰期 $t_{1/2} = \dfrac{\ln 2}{k}$。对于一个指定的一级反应，在一定温度下，半衰期 $t_{1/2}$ 是一个常数，它与反应物的起始浓度无关。

（二）温度对化学反应速率的影响——阿仑尼乌斯方程式

温度升高，增加了活化分子数，因而使反应速率大大加快。

$$\ln \frac{k_2}{k_1} = \frac{E_a}{R}\left(\frac{1}{T_1} - \frac{1}{T_2}\right)$$

该式有以下用途：

1. 已知 T_1、T_2 时的速率常数 k_1、k_2，求反应活化能 E_a。

2. 已知活化能 E_a，求温度从 T_1 升高到 T_2 时，反应速率增大多少 $\left(\dfrac{k_2}{k_1}\right)$。

3. 已知活化能 E_a、T_1 时的速率常数 k_1，求 T_2 时的速率常数 k_2。

4. 已知某温度 T_1 时，无催化剂时的活化能 E_{a1} 和有催化剂时的活化能 E_{a2}，求有催化剂时反应加快的倍数或不用催化剂时反应欲达到同样速率时的温度 T_2。

（三）催化剂对化学反应速率的影响

催化剂能提高化学反应速率的原因是能改变反应历程，降低反应的活化能。催化剂可同时催化可逆反应中正反应速率与逆反应速率，但不改变平衡常数，不能增加生成物的产率，即催化剂能加快化学平衡的到达，但不能改变化学平衡移动的方向。

酶是生物体内重要的天然催化剂。酶催化反应的特征：选择性高、催化效率高、与温度和 pH 等相关。

四、化学平衡

（一）可逆反应和化学平衡

在同一条件下既能正向进行又能逆向进行的反应称为可逆反应。正、逆反应的速率相等的系统所处的状态称为化学平衡。化学平衡是一种动态平衡,一旦维持平衡的条件发生变化(如温度、压力的变化),平衡就会发生移动。

（二）标准平衡常数

溶液中可逆反应:

$$aA + bB \Longleftrightarrow dD + eE$$

标准平衡常数为:

$$K^{\ominus} = \frac{\left(\dfrac{[D]}{c^{\ominus}}\right)^d \left(\dfrac{[E]}{c^{\ominus}}\right)^e}{\left(\dfrac{[A]}{c^{\ominus}}\right)^a \left(\dfrac{[B]}{c^{\ominus}}\right)^b}$$

实验平衡常数为:

$$K = \frac{[D]^d [E]^e}{[A]^a [B]^b}$$

对于溶液中可逆反应,$K^{\ominus} = K$。本书在后续章节中均用 K 代替 $K^{\ominus}$。

注意:

1. 溶剂 H_2O 的浓度、固相物质的浓度不写进标准平衡常数的表达式。

2. $K^{\ominus}$ 的数值与反应方程式的写法有关。

五、化学平衡的移动

（一）浓度（压力）对化学平衡的影响

在溶液中的化学反应,增大反应物浓度或降低生成物浓度时,可逆反应正向自发进行;有气体参与的化学反应,当增加反应物的分压或降低产物的分压时,平衡向正向移动。当反应方程式前后气体分子数不相等时,增加系统的总压力,平衡向气体分子数少的方向移动。

（二）温度对化学平衡的影响

改变温度时,$K^{\ominus}$ 随之发生变化。对于正向吸热反应,温度升高时化学平衡向正向反应(吸热反应)方向移动;对于正向放热反应,温度升高时化学平衡向逆向反应(吸热反应)方向移动。

（三）勒夏特列原理

任何已达平衡的系统,若改变系统的任一条件,则平衡向着消除这种改变的方向移动。

自测题

一、判断题(正确的打"√",错误的打"×")

1. 对同一反应,不论用哪种反应物(或生成物)的浓度变化来表示,其反应速率的大小都完全一样。　　　　　　　　　　　　　　　　　　　　　　　（　　）

2. 当反应 A→B 的反应物浓度加倍时,如果反应速率也加倍,则该反应必定是一级反应。

( )

3. 一般来说,两个在其他方面相似的反应,活化能愈小的,反应速率愈快。 ( )

4. 浓度增加,活化分子百分数增加,所以反应速率升高。 ( )

5. 一般情况下,不管是放热反应还是吸热反应,温度升高,反应速率都增大。 ( )

6. 如果催化剂使正反应速率提高 3 倍,那么必然能使逆反应速率提高 3 倍。 ( )

7. 对于某一给定的反应,标准平衡常数 $K^{\ominus}$ 的取值决定于各物质的起始浓度。 ( )

8. 正反应和逆反应的标准平衡常数 $K^{\ominus}$ 的乘积等于 1。 ( )

9. 质量作用定律适用于一步完成的元反应,而勒夏特列原理适用于任何可逆反应。

( )

10. 可逆反应达平衡后,各反应物和生成物的浓度一定相等。 ( )

二、单选题

1. 反应 $3H_2(g) + N_2(g) \rightleftharpoons 2NH_3(g)$ 的反应速率可以表示为 $-\dfrac{dc_{N_2}}{dt}$,下列表示中与其相当的是 ( )

    A. $\dfrac{dc_{NH_3}}{dt}$ B. $-\dfrac{dc_{NH_3}}{dt}$ C. $\dfrac{2dc_{NH_3}}{dt}$ D. $\dfrac{dc_{NH_3}}{2dt}$

2. 反应 $2A + B \longrightarrow C$ 的速率方程式为 $v = kc_A^2 \cdot c_B$,则速率常数 k 的单位是 ( )

    A. 浓度·时间$^{-1}$ B. 浓度$^{-1}$·时间$^{-1}$

    C. 浓度$^{-2}$·时间$^{-1}$ D. 浓度^2·时间$^{-1}$

3. 某反应 $A(g) \longrightarrow 2B(g)$ 为一级反应,当 A 的起始分压为 100 kPa 时,反应掉 30% 需 60 s,当 A 的起始分压为 200 kPa 时,反应掉 30% 需要的时间为 ( )

    A. 30 s   B. 60 s   C. 90 s   D. 25 s

4. 放射性核素衰变服从指数定律 $N = N_0 e^{-kt}$,故核素的半衰期 $t_{1/2}$ 为 ( )

    A. $N_0 k$ B. $k/0.693$ C. $N_0/2k$ D. $0.693/k$

5. 某一级反应的半衰期是 40.0 min,则该反应的速率常数是 ( )

    A. 0.0173 min^{-1} B. 0.173 min^{-1}

    C. 6.95 min   D. 0.0173 min

6. 某一级反应,当反应物浓度消耗一半时需 12 min,则 36 min 后反应物浓度为原始浓度的 ( )

    A. 1/6   B. 1/8   C. 1/3   D. 1/4

7. 催化剂是通过改变反应历程来加快反应速率的,这一历程的影响是 ( )

    A. 增大碰撞频率   B. 降低活化能

    C. 减小反应速率   D. 增大反应速率

8. 对于反应 $AgCl(s) + 2NH_3(aq) \rightleftharpoons [Ag(NH_3)_2]^+(aq) + Cl^-(aq)$,其平衡常数 K 表达正确的是 ( )

    A. $\dfrac{[Ag(NH_3)_2^+][Cl^-]}{[AgCl][NH_3]^2}$ B. $\dfrac{[Ag(NH_3)_2^+][Cl^-]}{[NH_3]^2}$

    C. $[Ag^+][Cl^-]$ D. $\dfrac{1}{[AgCl]}$

9. 反应 $NO(g)+CO(g)\rightleftharpoons\frac{1}{2}N_2(g)+CO_2(g)$,正反应为放热反应,预期在下列条件下有利于使有害气体 $NO(g)$ 和 $CO(g)$ 取得较高转化率的是 （　　）

  A. 低温、高压   B. 高温、高压

  C. 低温、低压   D. 高温、低压

10. 已知反应 $3H_2(g)+N_2(g)\rightleftharpoons 2NH_3(g)$ 某温度下的标准平衡常数为 $K_1^\ominus$,同温度下, $\frac{3}{2}H_2(g)+\frac{1}{2}N_2(g)\rightleftharpoons NH_3(g)$ 标准平衡常数为 $K_2^\ominus$, $H_2(g)+\frac{1}{3}N_2(g)\rightleftharpoons$ $\frac{2}{3}NH_3(g)$ 的标准平衡常数为 $K_3^\ominus$,则 $K_1^\ominus$、$K_2^\ominus$、$K_3^\ominus$ 的关系是 （　　）

  A. $K_1^\ominus=K_2^\ominus=K_3^\ominus$ B. $K_1^\ominus=K_2^\ominus/2=K_3^\ominus/3$

  C. $K_1^\ominus=(K_2^\ominus)^{1/2}=(K_3^\ominus)^{1/3}$ D. $K_1^\ominus=(K_2^\ominus)^2=(K_3^\ominus)^3$

三、填空题

1. 发生有效碰撞时,反应分子必须具备的条件是＿＿＿＿＿＿＿＿、＿＿＿＿＿＿＿。

2. 反应速率常数 k 是一个与＿＿＿＿＿＿＿无关,而与＿＿＿＿＿＿＿有关的常数。

3. 可逆反应 $A\rightleftharpoons B+C$ 正向反应活化能为 E_{a1},逆向反应活化能为 E_{a2}。若正向反应是吸热的,则 E_{a1}＿＿＿＿＿E_{a2}。

4. 某反应速率常数 $k=1.6\times10^{-2}$ s^{-1},则此反应为＿＿＿＿级反应,以＿＿＿对＿＿＿作图得一直线,直线斜率是＿＿＿＿。当反应物的 $c_0=0.10$ mol·L^{-1} 时,该反应的半衰期 $t_{1/2}$ 为＿＿＿＿;当反应物的 $c_0=0.050$ mol·L^{-1} 时,该反应的半衰期 $t_{1/2}$ 为＿＿＿＿。

5. 破坏臭氧的反应机制为:

$NO+O_3\longrightarrow NO_2+2O$

$NO_2+O\longrightarrow NO+O_2$

其中 NO 是＿＿＿＿。

6. 某反应在一定条件下达到化学平衡时的转化率为 35%,当有催化剂存在,且其他反应条件不变时,则此反应的转化率为＿＿＿＿。对于同一反应,加入的催化剂不同,活化能的降低＿＿＿＿。

7. 标准平衡常数只取决于反应本性和＿＿＿＿,而与反应物的起始浓度＿＿＿＿。

8. 法国化学家＿＿＿＿归纳出平衡移动普遍规律:任何已达平衡的系统,若改变系统的任一条件,则平衡向着＿＿＿＿＿＿＿＿＿＿＿＿＿＿＿＿＿＿移动。

四、计算题

1. 某药物溶液的初始含量为 5.0 g·L^{-1},在室温下放置 20 个月后,含量降为 4.2 g·L^{-1}。如药物含量降低 10% 即谓失效,且其含量降低的反应为一级反应,问:

 (1) 药物的有效期为几个月?

 (2) 半衰期是多少?

2. 青霉素 G 的分解反应为一级反应,实验测得在 310 K 时,反应速率常数 $k=2.16\times10^{-2}$ h^{-1},在 316 K 时,反应速率常数 $k=4.05\times10^{-2}$ h^{-1}。求:

 (1) 青霉素 G 分解反应的活化能 E_a;

(2) 在 327 K 时的反应速率常数 k_3。

3. 某一反应 $2A \rightleftharpoons B+C$，在 1 L 容器中加入反应物 A 1.00 mol，达到平衡时，A 的物质的量减少到 0.25 mol，计算该反应的标准平衡常数。

自测题参考答案

一、判断题

1. $\times$ 2. $\checkmark$ 3. $\checkmark$ 4. $\times$ 5. $\checkmark$ 6. $\checkmark$ 7. $\times$ 8. $\checkmark$ 9. $\checkmark$ 10. $\times$

二、单选题

1. D 2. C 3. B 4. D 5. A 6. B 7. B 8. B 9. A 10. D

三、填空题

1. 有足够的能量　碰撞时方向合适
2. 反应物的浓度　反应温度、催化剂溶剂
3. $>$
4. 一　$\ln c$　t　$-k$　43.3 s　43.3 s
5. 催化剂
6. 35%　不同
7. 温度　无关
8. 勒夏特列　消除或减弱这种改变的方向

四、计算题

1. (1) 因该药物的分解在室温下为一级反应，故知

$$kt=\ln\frac{c_0}{c}$$

即 $k\times 20=\ln\frac{5.0}{4.2}$

$\therefore k=8.7\times10^{-3}$ 月$^{-1}$

含量降低 10% 时，药物含量为 $c=0.9c_0$，则有效期为

$$8.7\times10^{-3}\times t=\ln\frac{c_0}{0.9c_0}$$

$\therefore t=12$ 月

(2) 由于该反应为一级反应，因此半衰期为

$$t_{\frac{1}{2}}=\frac{0.693}{k}=\frac{0.693}{8.7\times10^{-3}}=79.7 \text{ 月}$$

2. (1) 根据阿仑尼乌斯方程式

$$\ln\frac{k_2}{k_1}=-\frac{E_a}{R}\left(\frac{1}{T_2}-\frac{1}{T_1}\right)$$

可得

$$\ln \frac{4.05 \times 10^{-2}}{2.16 \times 10^{-2}} = -\frac{E_a}{8.314} \left(\frac{1}{316} - \frac{1}{310} \right)$$

$$\therefore E_a = 8.53 \times 10^4 \text{ J} \cdot \text{mol}^{-1} = 85.3 \text{ kJ} \cdot \text{mol}^{-1}$$

(2) 根据阿仑尼乌斯方程式

$$\ln \frac{k_3}{k_1} = -\frac{E_a}{R} \left(\frac{1}{T_3} - \frac{1}{T_1} \right)$$

可得

$$\ln \frac{k_3}{2.16 \times 10^{-2}} = -\frac{85.3 \times 1\,000}{8.314} \left(\frac{1}{327} - \frac{1}{310} \right)$$

$$\therefore k_3 = 0.121 \text{ h}^{-1}$$

3. 根据反应方程式可知,每消耗 1 mol 的 A,则生成 0.5 mol 的 B 和 C;而容器体积为 1.00 L,因此,各物质的物质的量与其浓度数值相等。此题的关键在于算出各物质的平衡浓度。

	2A	$\rightleftharpoons$	B	+	C
起始浓度/mol·L^{-1}	1.00		0.00		0.00
平衡浓度/mol·L^{-1}	0.25		0.375		0.375

$$K^\ominus = \frac{\frac{[B]}{c^\ominus} \cdot \frac{[C]}{c^\ominus}}{\left(\frac{[A]}{c^\ominus} \right)^2} = \frac{\frac{0.375}{1} \times \frac{0.375}{1}}{\left(\frac{0.25}{1} \right)^2} = 2.25$$

习题参考答案

1. 略

2. (1) √　(2) √　(3) ×　(4) ×　(5) ×

3. 根据反应的计量关系可知

$$-\frac{dc_{S_2O_8^{2-}}}{dt} = -\frac{dc_{I^-}}{3dt} = \frac{dc_{SO_4^{2-}}}{2dt}$$

因此 $-\dfrac{dc_{I^-}}{dt} = 3 \times 2.0 \times 10^{-3} = 6.0 \times 10^{-3} \text{ mol} \cdot \text{L}^{-1} \cdot \text{s}^{-1}$

$$\frac{dc_{SO_4^{2-}}}{dt} = 2 \times 2.0 \times 10^{-3} = 4.0 \times 10^{-3} \text{ mol} \cdot \text{L}^{-1} \cdot \text{s}^{-1}$$

4. (1) 同时降低　(2) 不同　(3) 基本不变　(4) 无变化

5. B

6. (1) 根据题意可知,反应物浓度增至原来的 2 倍,反应速率增至原来的 4 倍;反应物浓度增至原来的 3 倍,反应速率则增至原来的 9 倍,由此可得其反应级数为 2,所以该反应的反应速率方程式为:$v = kc_{NOCl}^2$。

(2) 根据反应速率方程可得

$$k = \frac{v}{c^2} = \frac{1.44 \times 10^{-8}}{0.6^2} = 4.0 \times 10^{-8} \text{ mol} \cdot \text{L}^{-1} \cdot \text{s}^{-1}$$

（3）当 NOCl 的浓度为 0.45 mol·L^{-1}时,反应速率 v' 为

$$v'=kc_{NOCl}^2=4.0\times10^{-8}\times0.45^2=8.1\times10^{-9} \text{ mol·L}^{-1}\cdot\text{s}^{-1}$$

则$\dfrac{v'}{v}=\dfrac{8.1\times10^{-9}}{3.6\times10^{-9}}=2.25$

所以反应速率将增大 1.25 倍。

7. 元素的放射性反应为一级反应,因此

$$t_{1/2}=\frac{0.693}{k}$$

$$k=\frac{0.693}{t_{1/2}}=\frac{0.693}{5.26}=0.132 \text{ a}^{-1}$$

设 10 年后该放射性 Co 的活性为 x Bq,则

$$kt=\ln\frac{c_0}{c}$$

$$0.132\times10=\ln\frac{7.4\times10^{11}}{x}$$

$$\therefore x=2.0\times10^{11} \text{ Bq}$$

8. 根据阿仑尼乌斯方程式

$$\ln\frac{k_2}{k_1}=-\frac{E_a}{R}\left(\frac{1}{T_2}-\frac{1}{T_1}\right)$$

可得 $\ln\dfrac{k_2}{8.2\times10^{-4}}=-\dfrac{53.4\times1\,000}{8.314}\left(\dfrac{1}{298}-\dfrac{1}{273}\right)$

$$\therefore k_2=5.9\times10^{-3} \text{ s}^{-1}$$

9. 总压不变的基础上加入惰性气体,则需要增大系统的体积,因此反应物的总压实际是降低的,反应将向着气体分子数增加的方向,所以(1)、(4)反应满足条件。

10. 根据题意可知该反应的标准平衡常数如下:

$$K^\ominus=\frac{[HbCO]}{[HbO_2]}\cdot\frac{\left(\dfrac{p_{O_2}}{p^\ominus}\right)}{\left(\dfrac{p_{CO}}{p^\ominus}\right)}=200$$

当$[HbCO]/[HbO_2]=1$,且 $p(O_2)=10$ kPa 时,可得

$$K^\ominus=1\times\frac{\left(\dfrac{10}{p^\ominus}\right)}{\left(\dfrac{p_{CO}}{p^\ominus}\right)}=200$$

$$\therefore p_{CO}=0.05 \text{ kPa}$$

（蔡　政）

第三章 电解质溶液

小 结

一、强电解质溶液理论

强电解质是指在水溶液中能完全解离成离子的化合物,弱电解质是指在水溶液中部分解离成离子的化合物,在溶液中它们主要以分子的形式存在。

解离度 α 是指电解质达到解离平衡时,已解离的分子数和原有的分子总数之比。

强电解质在水溶液中应完全解离,可实验测得其解离度都小于 100%,德拜和休克尔认为:强电解质在水中是全部解离的,由于离子间通过静电力相互作用形成离子氛和离子对,限制了离子的自由运动。

活度 a 是离子的有效浓度,是电解质溶液中实际上可起作用的离子浓度,它的单位为 1。

$$a_B = \gamma_B \frac{c_B}{c^\ominus}$$

式中,γ_B 为溶质 B 的活度因子,反映了溶液中离子间相互牵制作用的大小。一般来说,由于 $a_B < c_B$,故 $\gamma_B < 1$。液态、固态纯物质及稀水溶液中的水,活度因子视为 1。当电解质溶液中的离子浓度很小,且离子所带的电荷数也少时,$\gamma_B \approx 1$;溶液中的中性分子其 γ_B 视为 1;对于弱电解质,因其离子浓度很小,一般其 γ_B 也视为 1。

二、酸碱质子理论

凡能给出质子(H^+)的物质都是酸,凡能接受质子的物质都是碱。既可给出质子,又可接受质子的物质称为两性物质。

质子酸碱通过质子转移相互依存、相互转化,存在共轭关系:

$$酸 \Longrightarrow 质子 + 碱$$

上式为酸碱半反应式。仅相差一个质子的一对酸碱称为共轭酸碱对。

酸碱反应的实质是两对共轭酸碱对之间的质子传递反应。

酸碱反应的方向总是向着由较强的酸和较强的碱作用生成较弱的酸和较弱的碱的方向进行:

$$强酸 + 强碱 \Longrightarrow 弱酸 + 弱碱$$

共轭酸碱对中,共轭酸给出质子能力越强,酸性越强,其相应的共轭碱的碱性越弱;反之,酸性越弱,其共轭碱的碱性则越强。

酸碱的强度除与酸碱本性、温度等有关外,还与溶剂的性质有关。例如 HAc 在水中是弱酸,但在液氨溶剂中却是强酸。能将各种不同强度的酸拉平到溶剂化质子(如 H_3O^+、NH_4^+ 等)的作用称为溶剂的拉平效应;能区分出各种酸的强弱的作用称为溶剂的区分效应。

酸碱质子理论扩大了酸和碱的范围,没有盐的概念;扩大了酸碱反应的范围,反应可以在气相或非水溶剂中进行;将酸碱强度和质子传递反应结合起来,把酸或碱的性质和溶剂的性质联系起来。

三、水的质子自递平衡

(一)水的质子自递平衡

水是两性物质,水分子间可发生质子自递反应:

$$H_2O+H_2O \Longrightarrow H_3O^+ +OH^-$$

平衡时水的离子积为:

$$K_w=[H_3O^+][OH^-]$$

温度为 25 ℃时,$K_w=[H_3O^+] \cdot [OH^-]=1.0\times10^{-14}$。

水的离子积关系不仅适用于纯水,也适用于所有稀水溶液。

(二)水溶液的 pH

溶液中$[H_3O^+]$的浓度很小时,往往用 pH 来表示溶液的酸度。对于稀水溶液而言,常定义为:

$$pH=-lg [H_3O^+]$$

温度为 25 ℃时,稀水溶液中:$pH+pOH=14$。

四、酸碱质子传递平衡

(一)弱酸、弱碱的质子传递平衡常数

弱酸、弱碱在水溶液中发生部分解离,其解离过程是可逆的,溶液中存在酸碱质子的传递平衡。

一元弱酸 HB 在水溶液中的质子传递平衡为:

$$HB+H_2O \Longrightarrow H_3O^+ +B^-$$

反应达解离平衡时 $\qquad K_a=\dfrac{[H_3O^+][B^-]}{[HB]}$

K_a 称为酸的质子传递平衡常数,简称为酸常数。在一定温度下,其值一定。K_a 是水溶液中酸强度的量度,表示酸在水中给出质子能力的大小。K_a 值越大,酸的酸性越强。

一元弱碱 B^- 在水溶液中的质子传递平衡为:

$$B^-+H_2O \Longrightarrow OH^- +HB$$

反应达解离平衡时 $\qquad K_b=\dfrac{[OH^-][HB]}{[B^-]}$

K_b 称为碱的质子传递平衡常数,简称为碱常数。K_b 值的大小表示该碱在水中接受质子能力的大小,K_b 值越大,碱性越强。

水溶液中共轭酸碱对(HB—B^-)之间,HB 酸常数 K_a 与其共轭碱 B^- 的碱常数 K_b 存在如下关系:

$$K_a \cdot K_b = K_w$$

多元弱酸(碱)在水中的质子传递反应是分步进行的,其质子传递平衡常数逐级减小。

对于多元酸(碱),如 H_3PO_4,存在如下关系:

$$K_{a1} \cdot K_{b3} = K_w$$
$$K_{a2} \cdot K_{b2} = K_w$$
$$K_{a3} \cdot K_{b1} = K_w$$

(二) 酸碱质子传递平衡的移动

酸碱质子传递平衡会随着外界条件(温度、浓度等)的改变而发生改变。

一定温度下,K_a 不随浓度而变化,但是解离度 α 随弱电解质浓度的减小而增大,称之为稀释定律,表示式为:

$$\alpha = \sqrt{\frac{K_a}{c_0}}$$

在弱酸(碱)溶液中,加入与弱酸(碱)含有相同离子的强电解质,使得弱酸(碱)解离度降低的现象称为同离子效应。

在弱酸或弱碱溶液中加入不含相同离子的强电解质,则因离子强度增大,使弱酸(碱)的解离度略有增大,称为盐效应。

产生同离子效应时,必然伴随有盐效应,但同离子效应的影响比盐效应要大得多。

五、酸碱溶液 pH 的计算

强酸或强碱在水溶液中是全部解离的,pH 可直接由其浓度求得。

对于强、弱酸混合溶液,由于同离子效应,使得弱酸的解离度更小,因此,可直接根据强酸解离产生的 H^+ 来计算溶液的 pH。

一元弱酸溶液,当 $c_a \cdot K_a \geqslant 20K_w$ 时,可忽略水的质子自递平衡,得 $[H_3O^+]$ 的近似计算式:

$$[H_3O^+] = \frac{-K_a + \sqrt{K_a^2 + 4K_a c_a}}{2}$$

当 $K_a \cdot c_a \geqslant 20K_w$,且 $c_a/K_a \geqslant 500$ 时,由于质子传递平衡产生的 $[H_3O^+] \ll c_a$,则

$$[H_3O^+] = \sqrt{c_a K_a}$$

一元弱碱溶液,当 $c_b \cdot K_b \geqslant 20K_w$ 时,可得 $[OH^-]$ 的近似计算式:

$$[OH^-] = \frac{-K_b + \sqrt{K_b^2 + 4K_b c_b}}{2}$$

当 $K_b \cdot c_b \geqslant 20K_w$，且 $c_b/K_b \geqslant 500$ 时，可以得到最简式：

$$[OH^-] = \sqrt{c_b K_b}$$

自测题

一、判断题（正确的打"√"，错误的打"×"）

1. H_2CO_3 和 CO_3^{2-} 是共轭酸碱对。 （　　）

2. 将一元弱酸 HB 溶液加水稀释，其解离度增大，溶液的酸度也随之增大。 （　　）

3. H_3PO_4 的共轭碱同时也是 HPO_4^{2-} 的共轭酸。 （　　）

4. 中性溶液的 pH 均为 7。 （　　）

5. 水溶液中 HAc 是弱酸，因此其共轭碱 Ac^- 是强碱。 （　　）

6. 当 HAc 分别溶解在液氨、冰醋酸、水等溶剂中时，在液氨中表现为酸性最强。 （　　）

7. H_2CO_3 溶液中加入 $NaHCO_3$ 后产生同离子效应，往 $NaHCO_3$ 溶液中加入 Na_2CO_3 不会产生同离子效应。 （　　）

8. 中和同体积浓度均为 $0.1\ mol \cdot L^{-1}$ 的 HCl 溶液和 HAc 溶液所需的 $0.1\ mol \cdot L^{-1}$ NaOH 的体积不相同。 （　　）

9. pH＝3 的 HCl 溶液与 pH＝5 的 HCl 溶液等体积混合后，混合溶液的 pH＝4。 （　　）

10. 将 HCl 溶液与 NaAc 溶液混合，当反应达平衡状态时，该反应平衡常数数值上等于 $K_a(HAc)$ 的倒数。 （　　）

二、单选题

1. 根据酸碱质子理论，下列物质不属于两性物质的是 （　　）
   A. HCO_3^-　　　　　　　　　　　　　　B. H_2O
   C. NH_3　　　　　　　　　　　　　　　D. NH_4Ac

2. $HClO_4$ 和 CO_3^{2-} 在水中分别是 （　　）
   A. 强酸和强碱　　　　　　　　　　　　B. 强酸和弱碱
   C. 强酸和弱酸　　　　　　　　　　　　D. 弱酸和强碱

3. 导电能力相同的氨水和 NaOH 溶液，它们具有相近的 （　　）
   A. 微粒数　　　　　　　　　　　　　　B. 物质的量浓度
   C. pH　　　　　　　　　　　　　　　　D. 质量浓度

4. 欲使 NH_3 水溶液的解离度和 pH 都减小，则应在 NH_3 溶液中加入 （　　）
   A. NaCl　　　　　　　　　　　　　　　B. NaOH
   C. 纯水　　　　　　　　　　　　　　　D. NH_4Cl

5. 常温下，在一元弱酸 HCN（$K_a＝6.16 \times 10^{-10}$）溶液中加入一定量的 KCN 晶体，则 （　　）
   A. K_a 不变，pH 减小　　　　　　　　B. K_a 和 pH 均不变
   C. 解离度 α 和 pH 均减小　　　　　D. K_a 不变，解离度 α 减小

6. 正常成人胃液的 pH 为 1.4,婴儿胃液的 pH 为 5.0。成人胃液中的氢离子浓度是婴儿胃液的多少倍? ( )

A. 4.0×10^3 B. 4.0×10^{-3}

C. 3.60 D. 0.28

7. 已知 HF 的 K_a 是 6.31×10^{-4},$NH_3 \cdot H_2O$ 的 K_b 是 1.78×10^{-5},由此可知 F^- 与 $NH_3 \cdot H_2O$ 相比,其碱性 ( )

A. 无法比较 B. 比 $NH_3 \cdot H_2O$ 的弱

C. 比 $NH_3 \cdot H_2O$ 的强 D. 与 $NH_3 \cdot H_2O$ 的相等

8. 一定温度下,某 HAc 溶液的 $[H_3O^+]$ 为 x $mol \cdot L^{-1}$,加水稀释 1 倍后,溶液 $[H_3O^+]$ 为 ( )

A. x B. $2x$ C. $\frac{1}{2}x$ D. $\frac{\sqrt{2}}{2}x$

9. 已知苯酚 C_6H_5OH 的 $K_a = 1.3 \times 10^{-10}$,则浓度为 0.10 $mol \cdot L^{-1}$ 的苯酚钠溶液的 pH 约为 ( )

A. 8.56 B. 5.44 C. 11.44 D. 2.56

10. 三元酸 H_3PO_4 的三对共轭酸碱对 K_a 和 K_b 的关系式中,正确的是 ( )

A. $K_{a1} \cdot K_{b1} = K_w$ B. $K_{a1} \cdot K_{b2} = K_w$

C. $K_{a1} \cdot K_{b3} = K_w$ D. $K_{a2} \cdot K_{b3} = K_w$

三、填空题

1. 根据酸碱质子理论,在水溶液中的 Ac^-、HPO_4^{2-}、H_2O、CN^-、HS^-、H_2CO_3、S^{2-}、HF,只能作为酸的有_____,只能作为碱的有_____,两性物质有_____。

2. 一定温度下,氨水溶液中若加入少量 NH_4Cl 晶体,则溶液中 NH_3 的解离度 α 将_____,溶液的 pH 将_____,$K_b(NH_3)$ 将_____;若加一定量水稀释,则溶液中 NH_3 的解离度 α 将_____,溶液的 pH 将_____,$K_b(NH_3)$ 将_____。(填"增大""减小"或"不变")

3. HF 溶液中存在以下质子传递平衡:$HF + H_2O \rightleftharpoons H_3O^+ + F^-$,现有纯水、NaF、浓 HCl,按要求选择合适的试剂填入空格:

(1) 欲使 HF 的解离度 α 减小,溶液 pH 也减小,则溶液中应加入_____;

(2) 欲使 HF 的解离度 α 增大,溶液 pH 也增大,则溶液中应加入_____;

(3) 欲使 HF 的解离度 α 减小,但溶液 pH 增大,则溶液中应加入_____。

自测题参考答案

一、判断题

1. × 2. × 3. √ 4. × 5. × 6. √ 7. × 8. × 9. × 10. √

二、单选题

1. C 2. B 3. C 4. D 5. D 6. A 7. B 8. D 9. C 10. C

三、填空题

1. H_2CO_3、HF　　Ac^-、CN^-、S^{2-}　　HPO_4^{2-}、H_2O、HS^-

2. 减小　减小　不变　增大　减小　不变

3. (1) 浓 HCl　(2) 纯水　(3) NaF

习题参考答案

1. Ac^-、HSO_4^-、CO_3^{2-}、OH^-、NH_3、HPO_4^{2-}、$[Zn(H_2O)_3(OH)]^+$

2. HF、H_2CO_3、NH_4^+、HS^-、H_3O^+、H_3PO_4、HPO_4^{2-}

3. 酸:HAc、NH_4^+、H_3PO_4、H_3O^+

　碱:SO_4^{2-}、NH_3

　两性物质:HS^-、H_2O、NH_4Ac

4. (1) $C_5H_4NCOOH + H_2O \rightleftharpoons H_3O^+ + C_5H_4NCOO^-$

　(2) $K_b = \dfrac{K_w}{K_a} = \dfrac{1.0 \times 10^{-14}}{1.5 \times 10^{-4}} = 6.67 \times 10^{-11}$

5. (1) K_b 不变,α 减小,pH 减小;

　(2) K_b 不变,α 减小,pH 减小;

　(3) K_b 不变,α 减小,pH 增大;

　(4) K_b 不变,α 略有增大,pH 略有增大。

6. HCN 为一元弱酸,水溶液中存在如下质子传递平衡(忽略水的质子自递):

$$HCN \quad + \quad H_2O \rightleftharpoons H_3O^+ \quad + \quad CN^-$$

平衡浓度/mol·L^{-1}　　$0.050 - 10^{-5.30} \approx 0.050$　　$10^{-5.30}$　　$10^{-5.30}$

因此平衡状态时 $K_a = \dfrac{[H_3O^+][CN^-]}{[HCN]} = \dfrac{10^{-5.30} \times 10^{-5.30}}{0.050} = 5.02 \times 10^{-10}$

7. 根据题意,$c_a K_a \geqslant 20 K_w$,$c_a/K_a = 71.4 < 500$,因此用近似式求算溶液中$[H_3O^+]$:

$$[H_3O^+] = \frac{-K_a + \sqrt{K_a^2 + 4K_a c_a}}{2}$$

$$= \frac{-1.4 \times 10^{-4} + \sqrt{(1.4 \times 10^{-4})^2 + 4 \times 1.4 \times 10^{-4} \times 0.010}}{2}$$

$$= 1.1 \times 10^{-3} \text{ mol} \cdot L^{-1}$$

$\therefore$ pH = 2.95

8. NaAc 为一元弱碱,已知 HAc 的 $K_a = 1.75 \times 10^{-5}$,因此

$$K_b = \frac{K_w}{K_a} = \frac{1.0 \times 10^{-14}}{1.75 \times 10^{-5}} = 5.71 \times 10^{-10}$$

因 $c_b K_b \geqslant 20 K_w$,$c_b/K_b > 500$,因此用最简式求算溶液中$[OH^-]$:

$[OH^-] = \sqrt{c_b K_b} = \sqrt{0.10 \times 5.71 \times 10^{-10}} = 7.56 \times 10^{-6} \text{ mol} \cdot L^{-1}$

pOH = 5.12

所以 pH = 14 - pOH = 14 - 5.12 = 8.88

解离度 $\alpha = \sqrt{\dfrac{K_b}{c_0}} = \sqrt{\dfrac{5.71 \times 10^{-10}}{0.10}} = 7.6 \times 10^{-5} = 0.0076\%$

9. 这是一强酸与弱酸的混合溶液,由于同离子效应,因此忽略溶剂水和 HAc 的质子传递,溶液中 $[H_3O^+]=0.10$ mol·L^{-1},则 pH=1.0。

HAc 为一元弱酸,在溶液中存在以下质子传递平衡:

$$HAc+H_2O \rightleftharpoons H_3O^+ + Ac^-$$

平衡浓度/mol·L^{-1}　　$0.10-[Ac^-]\approx0.10$　$0.10+[Ac^-]\approx0.10$　$[Ac^-]$

平衡状态时 $K_a=\dfrac{[H_3O^+][Ac^-]}{[HAc]}=\dfrac{0.10\times[Ac^-]}{0.10}=[Ac^-]$

$\therefore [Ac^-]=K_a=1.75\times10^{-5}$ mol·L^{-1}

（周　萍）

第四章 缓冲溶液

小 结

一、缓冲溶液及缓冲系

能抵抗外来少量强酸、强碱或稍加稀释而保持其 pH 基本不变的溶液称为缓冲溶液。缓冲溶液对少量强酸、强碱或稀释的抵抗作用称为缓冲作用。

缓冲溶液是由足够浓度的共轭酸碱对的两种物质组成的。

组成缓冲溶液的共轭酸碱对被称为缓冲系或缓冲对。共轭碱发挥抵抗少量外来强酸的作用，称为抗酸成分，共轭酸发挥抵抗少量外来强碱的作用，称为抗碱成分。

二、缓冲机制

由于缓冲溶液中同时含有较大量的抗碱成分和抗酸成分，它们通过质子传递平衡的移动，抗碱成分和抗酸成分消耗外来的少量强碱、强酸，使溶液 H_3O^+ 或 OH^- 浓度没有明显的变化。

三、缓冲溶液的 pH

$$pH = pK_a + lg \frac{[B^-]}{[HB]} = pK_a + lg \frac{[共轭碱]}{[共轭酸]}$$

上式是计算缓冲溶液 pH 的 Henderson-Hasselbalch 方程式。式中 pK_a 为弱酸的酸常数的负对数，$[HB]$ 和 $[B^-]$ 均为平衡浓度。$[B^-]$ 与 $[HB]$ 的比值称为缓冲比，$[B^-]$ 与 $[HB]$ 之和称为缓冲溶液的总浓度。

$$pH = pK_a + lg \frac{n(B^-)/V}{n(HB)/V} = pK_a + lg \frac{n(B^-)}{n(HB)}$$

此式是 Henderson-Hasselbalch 方程式的另一种表示形式。在实际计算中，只需要计算出 $n(HB)$ 和 $n(B^-)$，因此计算更简便。

由上面各式可知：

（1）缓冲溶液的 pH 首先取决于缓冲系中弱酸的酸常数 K_a 值。

（2）同一缓冲系的缓冲溶液，pK_a 值一定，其 pH 随着缓冲比的改变而改变。当缓冲比等于 1 时，缓冲溶液的 pH 等于 pK_a。

四、缓冲容量和缓冲范围

缓冲容量 β 作为衡量缓冲能力大小的尺度。缓冲容量定义为：单位体积缓冲溶液的 pH 改变 1（即 $|\Delta pH| = 1$）时，所需加入一元强酸或一元强碱的物质的量。

$$\beta = \frac{2.303 \times [HB][B^-]}{c_{总}}$$

$$\beta_{极大} = \frac{2.303 \times \frac{c_{总}}{2} \times \frac{c_{总}}{2}}{c_{总}} = 0.576 c_{总}$$

缓冲溶液的总浓度和缓冲比是影响缓冲容量的两个重要因素。

（一）总浓度对 β 的影响

对一定的缓冲溶液,在缓冲比一定时,总浓度越大缓冲容量也越大。

（二）缓冲比对 β 的影响

在 $pH = pK_a$ 时,有极值 $\beta_{极大}$,此时缓冲比为 $1:1$。无论是向左偏离 $1:1$ 还是向右偏离 $1:1$,β 都变小。

当缓冲比大于 $10:1$（即 $pH > pK_a + 1$）或小于 $1:10$（即 $pH < pK_a - 1$）时,可认为缓冲溶液已基本失去缓冲能力,因此,$pH = pK_a \pm 1$ 为缓冲作用的有效区间,称为缓冲溶液的缓冲范围。不同缓冲系,因各自弱酸的 pK_a 值不同,所以缓冲范围也各不相同。

五、缓冲溶液的配制

（一）配制一定 pH 的缓冲溶液

配制一定 pH 并有足够的缓冲能力的溶液,应按下述原则和步骤进行:

1. 选择合适的缓冲系　使所需配制的缓冲溶液的 pH 在所选缓冲系的缓冲范围（$pK_a \pm 1$）之内,并尽量接近弱酸的 pK_a 值,这样所配制的缓冲溶液可有较大的缓冲容量。

所选缓冲系物质应稳定、无毒,不与溶液中的反应物或生成物发生作用。

2. 总浓度要适宜　总浓度太低,缓冲容量过小;总浓度太高,会导致离子强度太大或渗透浓度过高而不适用,在实际工作中,一般选用总浓度在 $0.05 \sim 0.2$ mol·L⁻¹ 范围内。

3. 计算所需缓冲系的量,配制　常使用相同浓度的弱酸及其共轭碱,或在某弱酸中加入强碱或弱碱中加入强酸。

4. 校正　在 pH 计监控下对所配缓冲溶液滴加稀 HCl 或稀 NaOH,对溶液 pH 加以校正。

（二）标准缓冲溶液

有些标准缓冲溶液是由单一物质配制的,如酒石酸氢钾、邻苯二甲酸氢钾和硼砂标准缓冲溶液。酒石酸氢钾由一种化合物就可配成满意的缓冲溶液,形成 $H_2C_4H_4O_6$—$HC_4H_4O_6^-$ 和 $HC_4H_4O_6^-$—$C_4H_4O_6^{2-}$ 两个缓冲系,它们的缓冲范围重叠,增强了缓冲能力。邻苯二甲酸氢钾溶液的情况与酒石酸氢钾溶液相仿。另一种情况是化合物溶液的组成成分就相当于一对缓冲对。如硼砂溶液中,1 mol 的硼砂水解后相当于 2 mol 的偏硼酸（HBO_2）和 2 mol 的偏硼酸钠（$NaBO_2$）。

六、血液中的缓冲系

正常人体血浆的 pH 范围为 $7.35 \sim 7.45$。血浆 pH 主要决定于血浆中的缓冲对,即 $NaHCO_3$—H_2CO_3 的比值。

碳酸在溶液中主要是以溶解状态的 CO_2 形式存在。正常人血浆中 $[HCO_3^-]$ 和 $[CO_2(aq)]$

浓度分别为 $0.024\ mol \cdot L^{-1}$ 和 $0.001\ 2\ mol \cdot L^{-1}$。$HCO_3^-$ 是血浆中含量最多的抗酸成分,将血浆中的 HCO_3^- 称为碱储。

人体内正常血浆中 HCO_3^-—$CO_2(aq)$ 缓冲系的缓冲比为 20:1,当机体内 $CO_2(aq)$ 或 HCO_3^- 的浓度改变时,可由肺呼吸作用和肾的生理功能获得补偿或调节,使得血浆中的 HCO_3^- 和 $CO_2(aq)$ 的浓度保持相对稳定。

自测题

一、判断题(正确的打"√",错误的打"×")

1. 在 HAc 溶液中存在 HAc 和 Ac^- 的质子转移平衡,所以 HAc 溶液是缓冲溶液。
( )

2. 缓冲溶液适当稀释后,溶液的 pH 几乎不改变,因此其缓冲容量也不发生改变。
( )

3. $0.10\ mol \cdot L^{-1}$ 的 KH_2PO_4 和 $0.05\ mol \cdot L^{-1}$ 的 NaOH 以等体积混合,可以配成缓冲溶液。 ( )

4. 将 NH_3—NH_4Cl 缓冲溶液稀释一倍,溶液中的 $[OH^-]$ 将减少到原来的 1/2。 ( )

5. HAc—NaAc 缓冲溶液的缓冲范围是 $pH=4.75\pm1$,是酸性溶液,所以它只能抵抗少量外来强碱的影响,而不能抵抗少量外来强酸的影响。 ( )

6. 由同一缓冲系组成的缓冲溶液,当总浓度相等时,pH 与缓冲对中共轭酸的 pK_a 值相等的缓冲溶液的缓冲容量最大。 ( )

7. 等体积的 $0.2\ mol \cdot L^{-1}$ HCl 与 $0.2\ mol \cdot L^{-1}$ $NH_3 \cdot H_2O$ 混合,所得的溶液缓冲能力很强。 ( )

8. 在正常人的血浆中 $[HCO_3^-]/[CO_2]_{(溶解)}$ 约为 20:1。 ( )

9. 缓冲溶液的缓冲能力主要取决于其缓冲对的 pK_a(或 pK_b)值的大小。 ( )

10. $\beta=\dfrac{2.303\times[HB][B^-]}{c_{总}}$,从此式中可看出缓冲溶液的缓冲容量与溶液的总浓度即 $c_{总}$ 成反比。 ( )

二、单选题

1. 将下列各组溶液等体积混合后,无缓冲作用的是 ( )
   A. $0.20\ mol \cdot L^{-1}$ HCl 和 $0.20\ mol \cdot L^{-1}$ KCl
   B. $0.02\ mol \cdot L^{-1}$ HCl 和 $0.02\ mol \cdot L^{-1}$ $NH_3 \cdot H_2O$
   C. $0.20\ mol \cdot L^{-1}$ KH_2PO_4 和 $0.10\ mol \cdot L^{-1}$ HCl
   D. $0.20\ mol \cdot L^{-1}$ HAc 和 $0.10\ mol \cdot L^{-1}$ NaOH

2. 25 ℃时,$pK_b=4.75$,总浓度为 $0.1\ mol \cdot L^{-1}$ 的 NH_3—NH_4Cl 缓冲溶液缓冲容量最大时的 pH 是 ( )
   A. 4.75   B. 5.75   C. 9.25   D. 8.25

3. 下列各缓冲溶液中缓冲容量最大的是 ( )
   A. 800 mL 中含有 0.10 mol HAc 和 0.10 mol NaAc

B. 1 000 mL 中含有 0.10 mol HAc 和 0.10 mol NaAc

C. 500 mL 中含有 0.05 mol HAc 和 0.06 mol NaAc

D. 600 mL 中含有 0.10 mol HAc 和 0.10 mol NaAc

4. 影响缓冲容量的因素是　　　　　　　　　　　　　　　　　　　　　（　　）

    A. 缓冲溶液的总浓度和缓冲比

    B. 缓冲对中共轭酸的 pK_a 和缓冲比

    C. 缓冲对中共轭酸的 pK_a 和缓冲溶液的总浓度

    D. 缓冲对中共轭酸的 pK_a 和其共轭碱的 pK_b

5. 六次甲基四胺 $[(CH_2)_6N_4]$（$K_b=1.0\times10^{-9}$）及其盐 $[(CH_2)_6N_4 \cdot H^+]$ 组成的缓冲溶液的有效 pH 缓冲范围是　　　　　　　　　　　　　　　　（　　）

    A. 8~10 　　　　　B. 4~6 　　　　　C. 6~8 　　　　　D. 9~10

6. $0.10 \text{ mol} \cdot \text{L}^{-1}$ $NH_3 \cdot H_2O$ 溶液（$K_b=1.79\times10^{-5}$）40.00 mL 与 $0.10 \text{ mol} \cdot \text{L}^{-1}$ 的 HCl 溶液 20.00 mL 混合，溶液的 pH 为　　　　　　　　　　　（　　）

    A. 2.87 　　　　　B. 4.75 　　　　　C. 9.25 　　　　　D. 6.75

7. 欲配制 pH=4.50 的缓冲溶液，若用 HAc 和 NaAc 来配制（HAc 的 $K_a=1.76\times10^{-5}$），则两者的浓度比 $[NaAc]/[HAc]$ 应为　　　　　　　　　（　　）

    A. 4.75 : 1 　　　　　　　　　　　B. 4.50 : 1

    C. 3.2 : 36 　　　　　　　　　　　D. 1 : 1.78

8. $0.100 \text{ mol} \cdot \text{L}^{-1}$ NaOH 溶液滴定 $0.100 \text{ mol} \cdot \text{L}^{-1}$ HCl 和 $2.00\times10^{-4} \text{ mol} \cdot \text{L}^{-1}$ 盐酸羟胺（$NH_3^+OH \cdot Cl^-$）的混合溶液 20.00 mL，若滴定终点时 pH=6.00，则盐酸羟胺（羟胺的 $K_b=1.00\times10^{-8}$）被中和的百分率为　　　　　　（　　）

    A. 50% 　　　　　B. 40% 　　　　　C. 30% 　　　　　D. 20%

9. H_3PO_4 的 $K_{a1}=7.52\times10^{-3}$，$K_{a2}=6.23\times10^{-8}$，$K_{a3}=2.2\times10^{-13}$，取 $0.10 \text{ mol} \cdot \text{L}^{-1}$ H_3PO_4 20 mL 和 $0.10 \text{ mol} \cdot \text{L}^{-1}$ NaOH 30 mL 互相混合，此溶液的 pH 为（　　）

    A. 12.66 　　　　　B. 7.21 　　　　　C. 2.12 　　　　　D. 5.38

10. 血浆中最重要的抗碱成分是　　　　　　　　　　　　　　　　　　　（　　）

    A. $H_2PO_4^-$ 　　　　　　　　　　　B. 蛋白质

    C. H_2CO_3 　　　　　　　　　　　D. HbO_2（氧合血红蛋白）

三、填空题

1. 能抵抗少量外加强酸、强碱或稍加稀释而保持＿＿＿＿＿＿＿＿的溶液称为缓冲溶液。根据酸碱质子理论，通常指的缓冲溶液是由浓度较大的＿＿＿＿＿＿＿＿组成的。

2. $NH_3 \cdot H_2O$—NH_4Cl 缓冲溶液中缓冲对是＿＿＿＿＿＿＿＿＿＿＿，其质子转移平衡式为＿＿＿＿＿＿＿＿＿＿＿＿＿＿＿＿＿＿＿＿＿＿＿＿＿。

3. 已知 HAc 的 $K_a=1.76\times10^{-5}$，H_3PO_4 的 $K_{a2}=6.23\times10^{-8}$，$NH_3 \cdot H_2O$ 的 $K_b=1.79\times10^{-5}$。欲配制与血浆 pH 相同的缓冲溶液，应选用＿＿＿＿＿＿＿＿作缓冲对，其中抗酸成分是＿＿＿＿＿。

4. 在两份 $0.20 \text{ mol} \cdot \text{L}^{-1}$ 100 mL 的 HAc 溶液中分别加入固体 NaOH 0.40 g、0.42 g，组成 2 份缓冲溶液，这 2 份缓冲溶液的总浓度＿＿＿＿＿＿大，缓冲比＿＿＿＿＿＿大。已知 $pK_a(HAc)=4.75$，两者的 pH 分别为＿＿＿＿＿、＿＿＿＿＿。

5. 血浆中 HCO_3^- 和 CO_2 的总浓度为 2.52×10^{-2} mol·L^{-1},已知 $pK_a=6.10$。当血浆 pH 为 7.40 时,$[HCO_3^-]/[CO_2]$ 之值为_____,$[HCO_3^-]=$_____ mol·L^{-1},这样缓冲比的溶液在体外无缓冲作用,在体内有效,因为还有_____和_____两个器官协同作用。

6. 只用一种邻苯二甲酸氢钾 $KHC_8H_4O_4$ 就可配制标准缓冲溶液,其中的缓冲对是_____。

自测题参考答案

一、判断题

1. × 2. × 3. √ 4. × 5. × 6. √ 7. × 8. √ 9. × 10. ×

二、单选题

1. B 2. C 3. D 4. A 5. B 6. C 7. D 8. A 9. B 10. C

三、填空题

1. pH 基本不变　共轭酸碱对
2. NH_4^+—NH_3　$NH_4^+ + H_2O \Longrightarrow NH_3 + H_3O^+$
3. $H_2PO_4^-$—HPO_4^{2-}　HPO_4^{2-}
4. 一样　后者　4.75　4.79
5. 20∶1　0.024　肺　肾
6. $H_2C_8H_4O_4$—$HC_8H_4O_4^-$、$HC_8H_4O_4^-$—$C_8H_4O_4^{2-}$

习题参考答案

1. 缓冲溶液是在加入少量强酸、强碱或稍加稀释后能保持 pH 基本不变的溶液。缓冲溶液一般由足够浓度的一对共轭酸碱对组成。
2. 影响缓冲溶液 pH 的因素主要有弱酸的 pK_a、缓冲比和温度。
3. 缓冲容量是指单位体积缓冲溶液的 pH 改变 1 时,所加入一元强酸或者一元强碱的物质的量,是衡量缓冲溶液缓冲能力大小的尺度。
   影响缓冲容量的因素主要有缓冲溶液的总浓度和缓冲比:同一缓冲系组成的缓冲溶液,当缓冲比一定时,总浓度越大缓冲容量越大;当总浓度一定时,缓冲比越接近 1,缓冲容量越大。
4. 配制缓冲溶液的原则为:①选择合适的缓冲系:所配缓冲溶液的 pH 应在所选缓冲系的缓冲范围($pK_a \pm 1$)内,且尽量接近于弱酸的 pK_a;②选择合适的总浓度:生物医学中,通常使缓冲溶液总浓度在 $0.05 \sim 0.2$ mol·L^{-1} 范围内;③根据 Henderson-Hasselbalch 方程式计算所需共轭酸及其共轭碱的量或者体积,并进行溶液的配制;④校正:在 pH 计监控下,用加入稀 HCl 或稀 NaOH 的方法对所配缓冲溶液的 pH 进行校正。

5. (1) 根据题意,溶液中 NH_3 的物质的量 $n(NH_3)$ 为 16 mmol,NH_4^+ 的物质的量 $n(NH_4^+)$ 为 15 mmol。由于 NH_3 的 pK_b 为 4.75,因此 NH_4^+ 的 pK_a 为 9.25,根据 Henderson-Hasselbalch 方程式可得该缓冲溶液的 pH 为:

$$pH = pK_a + lg \frac{n_{NH_3}}{n_{NH_4^+}} = 9.25 + lg \frac{16}{15} = 9.28$$

(2) 将 NaOH 加入到 HAc 溶液后,两者将发生如下反应:

$$HAc + OH^- \Longrightarrow Ac^- + H_2O$$

反应后溶液中生成的 Ac^- 的物质的量 $n(Ac^-) = 12$ mmol,HAc 的物质的量 $n(HAc) = 20 - 12 = 8$ mmol。由于 HAc 的 pK_a 为 4.75,根据 Henderson-Hasselbalch 方程式可得该缓冲溶液的 pH 为:

$$pH = pK_a + lg \frac{n_{Ac^-}}{n_{HAc}} = 4.75 + lg \frac{12}{8} = 4.93$$

6. 根据 Henderson-Hasselbalch 方程式可得血浆和尿液的 pH 分别为:

血浆的 pH:

$$pH = pK_a' + lg \frac{[HPO_4^{2-}]}{[H_2PO_4^-]} = 6.80 + lg \frac{4}{1} = 7.40$$

尿液的 pH:

$$pH = pK_a' + lg \frac{[HPO_4^{2-}]}{[H_2PO_4^-]} = 6.80 + lg \frac{1}{9} = 5.85$$

7. 两溶液混合后,将发生如下反应:

$$HB + OH^- \Longrightarrow B^- + H_2O$$

反应完成后,溶液中 B^- 和 HB 的物质的量分别为

$$n(B^-) = n(NaOH) = 0.10 \times 20 = 2.0 \text{ mmol}$$

$$n(HB) = 0.10 \times 50 - 0.10 \times 20 = 3.0 \text{ mmol}$$

根据 Henderson-Hasselbalch 方程式,可得:

$$pH = pK_a + lg \frac{n_{B^-}}{n_{HB}} = pK_a + lg \frac{2.0}{3.0} = 5.25$$

$$pK_a = 5.43$$

$$\therefore K_a = 3.72 \times 10^{-6}$$

8. 根据题意,$V(Tris) + V(Tris \cdot HCl) = 500$ mL,则两溶液混合后,混合溶液中 Tris 的物质的量 $n(Tris) = 0.050V(Tris)$,$Tris \cdot HCl$ 的物质的量 $n(Tris \cdot HCl) = 0.050[500 - V(Tris)]$,则据 Henderson-Hasselbalch 方程式,可得:

$$pH = pK_a + lg \frac{n_{Tris}}{n_{Tris \cdot HCl}} = 7.85 + lg \frac{0.050V_{Tris}}{0.050(500 - V_{Tris})} = 7.40$$

$$\therefore V(Tris) = 131 \text{ mL}$$

$$V(Tris \cdot HCl) = 369 \text{ mL}$$

9. 将 NaOH 加入到 HAc 溶液后,两者将发生如下反应:

$$HAc + OH^- \Longrightarrow Ac^- + H_2O$$

由上述反应式可知,加入的 NaOH 的物质的量在数值上应等于溶液中反应生成的 Ac^- 的物质的量,也等于反应中消耗的 HAc 的物质的量。

设需加入固体 NaOH x g,则反应完成后,溶液中 Ac^- 和 HAc 的物质的量分别为:

$$n(\text{Ac}^-) = n(\text{NaOH}) = \frac{x}{40.0} \times 1\,000 = 25.0x \text{ mmol}$$

$$n(\text{HAc}) = 0.010\,0 \times 100 - 25.0x = (1.00 - 25.0x) \text{ mmol}$$

根据 Henderson-Hasselbalch 方程式,可得:

$$\text{pH} = \text{p}K_a + \lg \frac{n_{\text{Ac}^-}}{n_{\text{HAc}}} = 4.75 + \lg \frac{25.0x}{1.00 - 25.0x} = 5.00$$

$$x = 0.025\,6 \text{ g}$$

需加入固体 NaOH 0.025 6 g。

10. 根据 Henderson-Hasselbalch 方程式,可得此人血浆的 pH 为:

$$\text{pH} = \text{p}K_a' + \lg \frac{[\text{HCO}_3^-]}{[\text{CO}_2(\text{aq})]}$$

$$= 6.10 + \lg \frac{21.6}{1.35}$$

$$= 7.30$$

由此可以判断,此人发生了酸中毒。

(顾伟华)

第五章　难溶强电解质的多相离子平衡

小　结

一、多相离子平衡与溶度积

在水中溶解度较小,但它们在水中溶解的部分是全部解离的,例如 $AgCl$、$CaCO_3$、PbS 等称为难溶强电解质。难溶通常是指在 25 ℃时溶解度小于 $0.01 \text{ g}/100 \text{ g H}_2\text{O}$。

固体难溶强电解质(固相)与溶液中离子间(液相)的平衡,称为多相离子平衡。

K_{sp} 称为溶度积常数,简称溶度积。

对于 $A_a B_b$ 型的难溶强电解质:

$$A_a B_b(s) \Longrightarrow a A^{n+}(aq) + b B^{m-}(aq)$$

$$K_{sp} = [A^{n+}]^a [B^{m-}]^b$$

二、溶度积常数与溶解度的关系

溶度积和溶解度都可表示难溶强电解质在水中的溶解能力的大小。对于相同结构类型的难溶强电解质,其溶度积的大小反映了难溶强电解质溶解能力的大小,K_{sp} 越大,溶解度(S)越大;K_{sp} 越小,该难溶强电解质越难溶解。但难溶强电解质的结构类型不同时,如 $AgCl$ 和 Ag_2CrO_4,则不能说 K_{sp} 越大,S 越大。只能通过计算来比较。

对于 $A_a B_b$ 型难溶强电解质的溶解度 S,可通过其溶度积 K_{sp} 来计算。设沉淀平衡时 $A_a B_b(s)$ 的溶解度为 S,则有如下关系:

$$A_a B_b(s) \Longrightarrow a A^{n+} + b B^{m-}$$

平衡时:
$$aS \qquad bS$$

$$K_{sp} = [A^{n+}]^a [B^{m-}]^b = (aS)^a \cdot (bS)^b = a^a \cdot b^b \cdot S^{a+b}$$

$$S = \sqrt[a+b]{\frac{K_{sp}}{a^a \cdot b^b}}$$

三、溶度积规则

离子积是表示任一条件下离子浓度幂的乘积,用符号 Q 表示,它的表达式与 K_{sp} 一样。

溶度积规则:

$Q = K_{sp}$ 表示溶液饱和,这时溶液中的沉淀与溶解达到动态平衡,既无沉淀析出又无沉淀溶解。

$Q<K_{sp}$表示溶液不饱和,溶液无沉淀析出,若加入难溶强电解质,则会继续溶解。

$Q>K_{sp}$表示溶液过饱和,溶液会有沉淀析出。

四、多相离子平衡的移动

(一)沉淀的生成

根据溶度积规则可知,当溶液中难溶强电解质的离子积大于溶度积,即$Q>K_{sp}$时,则会生成沉淀。

(二)分步沉淀与沉淀的转化

如果在溶液中有两种以上的离子可与同一试剂反应产生沉淀,首先析出的是离子积最先达到溶度积K_{sp}的化合物。这种按先后顺序沉淀的现象,称为分步沉淀。分步沉淀可用来分离某些金属离子。

把一种沉淀转化为另一种沉淀的方法,称为沉淀转化。在实际工作中,常常需要将沉淀从一种形式转化为另一种形式。

(三)同离子效应与盐效应

在难溶强电解质的饱和溶液中,加入与其含有相同组成离子的强电解质,致使难溶强电解质的溶解度显著降低,使沉淀更趋完全的作用称为沉淀—溶解平衡中的同离子效应。

因加入强电解质增大溶液的离子强度而使沉淀溶解度略微增大的效应称为盐效应。同离子效应发生的同时也会发生盐效应,此时一般不考虑盐效应的影响。

(四)沉淀的溶解

根据溶度积规则可知,当溶液中难溶强电解质的离子积小于溶度积,即$Q<K_{sp}$时,则沉淀会溶解。

使沉淀溶解常用以下方法:①生成弱电解质。②生成难解离的配离子。沉淀的K_{sp}越大、配合物的稳定常数K_s越大,越有利于沉淀溶解。③利用氧化还原反应使沉淀溶解。

自测题

一、判断题(正确的打"√",错误的打"×")

1. 一定温度下的 AgCl 水溶液,其 Ag^+ 与 Cl^- 浓度的乘积是一常数。 （　　）

2. 在混合离子溶液中加入沉淀剂,K_{sp}值小的难溶电解质首先生成沉淀。 （　　）

3. 温度一定时,难溶电解质的 K_{sp} 越小,其溶解度越大。 （　　）

4. 溶度积的大小决定于物质的本性和温度,与浓度无关。 （　　）

5. $BaSO_4$ 沉淀不溶于盐酸,而 $CaCO_3$ 沉淀溶于盐酸。 （　　）

6. 在 A_2B 难溶电解质的饱和溶液中,若$[A]=x$,$[B]=y$,则 $K_{sp}=4x^2y$。 （　　）

7. 难溶强电解质的同离子效应使其溶解度略有所增加。 （　　）

8. 难溶强电解质的盐效应使其溶解度减少。 （　　）

9. 所谓"沉淀完全",指溶液中被沉淀离子的浓度小于 10^{-5} mol·L^{-1}。 ( )

10. $CaSO_4$ 在 $CaCl_2$ 溶液中比在纯水中溶解得少。 ( )

二、单选题

1. Fe_2S_3 溶度积 K_{sp} 的表达式是 ( )

   A. $K_{sp}=[Fe^{3+}][S^{2-}]$ 　　　　　　B. $K_{sp}=[Fe_3^{3+}][S_3^{2-}]$

   C. $K_{sp}=2[Fe^{3+}]\cdot 3[S^{2-}]$ 　　　D. $K_{sp}=[Fe^{3+}]^2[S^{2-}]^3$

2. $BaSO_4$ 在下列溶液中溶解度最大的是 ( )

   A. 0.1 mol·L^{-1} NaCl 　　　　　　B. 0.1 mol·L^{-1} H_2SO_4

   C. 0.2 mol·L^{-1} $BaCl_2$ 　　　　　　D. 纯水

3. 已知 AgCl 的 $K_{sp}=1.77\times10^{-10}$，$Ag_2CrO_4$ 的 $K_{sp}=1.12\times10^{-12}$。向含有浓度均为 0.010 mol·L^{-1} 的 Cl^- 和 CrO_4^{2-} 的混合溶液中滴加 $AgNO_3$ 溶液，下列说法正确的是 ( )

   A. AgCl 和 Ag_2CrO_4 同时沉淀 　　　B. Ag_2CrO_4 先沉淀

   C. AgCl 先沉淀 　　　　　　　　　　D. 无法确定哪种离子先沉淀

4. 在 $[I^-]=0.1$ mol·L^{-1} 的溶液中，PbI_2 的溶解度 S 可表示为 ( )

   A. $S=\sqrt[3]{\dfrac{K_{sp}}{4}}$ 　　　　B. $S=\sqrt[3]{K_{sp}}$ 　　　　C. $S=100K_{sp}$ 　　　　D. $S=25K_{sp}$

5. 在一定温度下向饱和 $BaSO_4$ 溶液中加入少量的 H_2SO_4，会发生 ( )

   A. $BaSO_4$ 的 K_{sp} 减小 　　　　　　B. $BaSO_4$ 的 K_{sp} 增大

   C. 固体 $BaSO_4$ 继续溶解 　　　　　　D. 产生 $BaSO_4$ 沉淀

三、填空题

1. K_{sp} 与其他平衡常数一样，只与难溶强电解质的_____和_____有关。

2. 难溶强电解质 $CaSO_4$ 在水中比在 1 mol·L^{-1} H_2SO_4 中溶解得更多，是因为_____；$CaSO_4$ 在 KNO_3 溶液中比在纯水中溶解得更多是因为_____。

3. 在含有 Cl^- 和 CrO_4^{2-} 的混合溶液中，它们的浓度均为 0.10 mol·L^{-1}，当逐滴加入 Ag^+ 时，_____先沉淀，继续加入 Ag^+，当另一种离子开始沉淀时，Cl^- 浓度为_____。$[K_{sp}(AgCl)=1.77\times10^{-10},K_{sp}(Ag_2CrO_4)=1.12\times10^{-12}]$

自测题参考答案

一、判断题

1. × 2. × 3. × 4. √ 5. √ 6. × 7. × 8. × 9. √ 10. √

二、单选题

1. D 2. A 3. C 4. C 5. D

三、填空题

1. 本性　温度
2. H_2SO_4 解离出 SO_4^{2-} 对 $CaSO_4$ 具有同离子效应　KNO_3 对 $CaSO_4$ 的盐效应使其溶解度略微增大
3. AgCl　$5.28×10^{-5}$

习题参考答案

1. 对于相同结构类型的难溶电解质来说,由于溶度积与溶解度的关系表达式相同,所以可以根据溶度积直接比较它们的溶解度的大小。K_{sp} 越大,S 越大,反之亦然。

   对于不同结构类型的难溶电解质来说,其溶度积与溶解度的关系表达式是各不相同的,因此,不能根据溶度积来直接比较它们的溶解度大小,但可以通过用溶度积常数来计算它们的溶解度,然后再比较它们的溶解度大小。

2. 溶度积常数在一定温度下是一个常数,它是溶液处在平衡状态(或饱和溶液状态)时的有关离子浓度幂的乘积,所以溶度积常数与温度有关,温度不同溶度积常数也不同,但它与离子的浓度无关,在一定温度下,不管溶液中离子浓度怎么变化,溶度积常数都是不变的。

3. 同离子效应就是在难溶电解质溶液中,加入与难溶电解质具有共同离子的强电解质,而使难溶电解质的溶解度降低的效应,它对难溶电解质溶解度的影响是使其溶解度大大地降低;而盐效应就是在难溶电解质溶液中加入与难溶电解质不具有共同离子的强电解质,由于强电解质的加入,增大了离子强度而使难溶电解质溶解度略微增大的效应,它对难溶电解质溶解度的影响是使其溶解度稍有增加。当两种效应共存时,同离子效应起主要作用,可忽略盐效应作用的影响。

4. (1) 加入纯水后,对 $BaSO_4$ 的溶解度没有影响。

   (2)、(3) Na_2SO_4 和 $BaCl_2$ 均为含有与 $BaSO_4$ 相同离子的可溶性强电解质,加入后会产生同离子效应,因此 $BaSO_4$ 的溶解度会减小。

   (4) KNO_3 是不含有与 $BaSO_4$ 相同离子的可溶性强电解质,加入后会产生盐效应,因此 $BaSO_4$ 的溶解度会略有增大。

5. (1) 设 Ag_2CrO_4 在水中的溶解度为 S mol·L^{-1},则

$$Ag_2CrO_4(s) \Longrightarrow 2Ag^+(aq) + CrO_4^{2-}(aq)$$

平衡浓度/mol·L^{-1}　　　　　　　$2S$　　　　S

因此

$$K_{sp} = [Ag^+]^2[CrO_4^{2-}] = (2S)^2 · S = 4S^3 = 1.12×10^{-12}$$

$$\therefore S = 6.54×10^{-5} \text{ mol·}L^{-1}$$

(2) 设 Ag_2CrO_4 在 0.10 mol·L^{-1} $AgNO_3$ 溶液中的溶解度为 S' mol·L^{-1},则

$$Ag_2CrO_4(s) \Longrightarrow 2Ag^+(aq) + CrO_4^{2-}(aq)$$

平衡浓度/mol·L^{-1}　　　　$0.10 + 2S' \approx 0.10$　　　S'

因此

$$K_{sp} = [Ag^+]^2[CrO_4^{2-}] = 0.10^2 · S' = 1.12×10^{-12}$$

$\therefore S' = 1.12 \times 10^{-10} \text{ mol} \cdot \text{L}^{-1}$

6. 根据题意,两溶液等浓度、等体积混合后,溶质的浓度均下降为原来的一半,即 Mg^{2+} 和 NH_3 的浓度均为 $0.10 \text{ mol} \cdot \text{L}^{-1}$。

由于 NH_3 为一元弱碱,因此溶液中 OH^- 初始浓度应按照以下过程求算:

因为 $cK_b \geqslant 20K_w, c/K_b > 500$,则溶液中 OH^- 初始浓度为:

$$c_{OH^-} = \sqrt{c_{NH_3} K_b} = \sqrt{0.10 \times 1.79 \times 10^{-5}} = 1.34 \times 10^{-3} \text{ mol} \cdot \text{L}^{-1}$$

因此溶液中 Mg^{2+} 和 OH^- 的离子积 Q 为:

$$Q_{Mg(OH)_2} = c_{Mg^{2+}} \cdot c_{OH^-}^2 = 0.10 \times (1.34 \times 10^{-3})^2 = 1.79 \times 10^{-7} > K_{sp}[Mg(OH)_2]$$

$\therefore$ 溶液中会产生 $Mg(OH)_2$ 沉淀。

7. (1) 根据题意,$Mg(OH)_2$ 和 $Al(OH)_3$ 的溶度积表达式分别为:

$K_{sp}[Mg(OH)_2] = [Mg^{2+}][OH^-]^2$

$K_{sp}[Al(OH)_3] = [Al^{3+}][OH^-]^3$

设 Mg^{2+} 和 Al^{3+} 开始沉淀所需 OH^- 浓度分别为 c 和 c',则

$$c_{OH^-} = \sqrt{\frac{K_{sp}[Mg(OH)_2]}{0.010}} = \sqrt{\frac{5.61 \times 10^{-12}}{0.010}} = 2.37 \times 10^{-5} \text{ mol} \cdot \text{L}^{-1}$$

$$c_{OH^-}' = \sqrt[3]{\frac{K_{sp}[Al(OH)_3]}{0.010}} = \sqrt[3]{\frac{1.1 \times 10^{-33}}{0.010}} = 4.79 \times 10^{-11} \text{ mol} \cdot \text{L}^{-1}$$

由上述结果可见,$Al(OH)_3$ 先产生沉淀。

(2) 当 Mg^{2+} 开始沉淀时,Al^{3+} 的浓度为:

$$[Al^{3+}] = \frac{K_{sp, Al(OH)_3}}{[OH^-]^3} = \frac{1.1 \times 10^{-33}}{(2.37 \times 10^{-5})^3} = 8.26 \times 10^{-20} \text{ mol} \cdot \text{L}^{-1}$$

（顾伟华）

第六章　原子结构和共价键

小　结

一、原子轨道与量子数

薛定谔提出了著名的薛定谔方程：

$$\frac{\partial^2 \psi}{\partial x^2} + \frac{\partial^2 \psi}{\partial y^2} + \frac{\partial^2 \psi}{\partial z^2} + \frac{8\pi^2 m}{h^2}(E-V)\psi = 0$$

式中，ψ 为波函数，又称为原子轨道。$|\psi|^2$ 表示电子在空间某处(r,θ,φ)出现的概率密度。

主量子数 n 的取值为非零正整数，即 $1,2,3,\cdots,n$。n 决定电子在核外空间出现概率最大的区域离核的远近，并且是决定多电子原子电子能量高低的主要因素。

轨道角动量量子数 l 的取值为 $0,1,2,3,\cdots,(n-1)$，l 决定原子轨道的形状。在多电子原子中，l 也与原子轨道能量有关。l 为 $0,1,2,3$ 的原子轨道，分别又称为 s,p,d,f 轨道。

磁量子数 m 取值为 $0,\pm 1,\pm 2,\cdots,\pm l$，共有$(2l+1)$个数值。$m$ 决定原子轨道在空间的伸展方向。s,p,d,f 轨道依次有 $1,3,5,7$ 种不同的伸展方向。

n,l,m 三个量子数的合理组合确定 1 个原子轨道。

自旋角动量量子数 s 表示电子的自旋运动。电子自旋有两种相反的方向，分别用 $+1/2$ 和 $-1/2$ 两个数值表示，也可用正反两个箭头符号"↑"和"↓"表示。

二、原子轨道的角度分布图和电子云

s,p,d 原子轨道的角度分布图(图 6-1)反映了原子轨道的形状。s 轨道是球形，p 轨道是双球形，d 轨道是花瓣形。角度波函数只与轨道角动量量子数 l 和磁量子数 m 有关，而与主量子数 n 无关。图中的正负号反映了电子的波动性。

将空间各处$|\psi_{1s}|^2$ 值的大小用疏密程度不同的小黑点表示出来，所得图形被形象地称为电子云。如图 6-2 所示：离核越近，$1s$ 电子出现的概率密度越大。

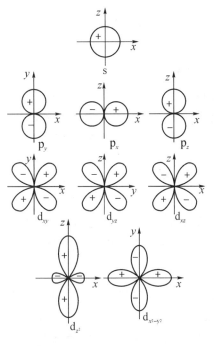

图 6-1　s,p,d 原子轨道的角度分布图

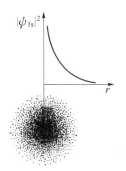

图 6-2　氢原子 $|\psi_{1s}|^2 - r$ 关系曲线和 1s 电子云

三、原子核外电子的排布规律和电子组态

原子中核外电子的排布遵循能量最低原理、泡利不相容原理和洪特规则。原子核外电子遵循排布规则进行排布并按照一定的规则进行书写即得电子排布式或电子组态。

四、元素周期表

元素周期表按照原子序数由低到高进行排序后,原子性质呈现周期性变化规律即元素周期律。元素周期表分成 7 个周期、7 个主族、1 个零族和 8 个副族。

主族元素原子半径和电负性呈现周期性变化:同一周期从左到右原子半径随原子核电荷数的增多而依次减少,而元素的电负性则依次增大;同一主族元素从上到下原子半径随原子电子层数的增加而依次增大,而电负性则逐渐减小。副族元素原子半径和电负性的周期性变化没有主族元素明显。

五、共价键理论

（一）现代价键理论

1. 理论要点　含自旋相反的未成对电子的原子相互接近时，原子轨道有效重叠，核间电子云密度增大，系统能量降低，形成稳定的共价键；单电子配对形成共价键后，不能再与其他单电子配对，共价键的形成数目受到原子内未成对电子数（包括激发态）限制，此为共价键的饱和性；原子轨道间尽可能沿着最大重叠方向形成共价键，此为共价键的方向性。

2. 共价键的类型　两原子轨道以"头碰头"方式进行重叠，形成的是 σ 键；两原子轨道以"肩并肩"方式进行重叠，形成的是 π 键。

3. 共价键参数　共价键用键能、键长、键角和键的极性来描述。键能和键长反映共价键的牢固性，键角反映分子的空间构型，键的极性与成键原子的电负性有关。

（二）杂化轨道理论

1. 理论要点　成键时，因原子间相互影响，中心原子中若干能量相近、类型不同的原子轨道线性组合，重新分配能量和确定空间伸展方向，发生杂化，形成数目相同的新的原子轨道，即为杂化轨道；杂化轨道更有利于原子轨道间的最大重叠，成键能力强于杂化前的轨道；杂化轨道在空间以最大夹角分布，形成相互排斥最小的杂化轨道构型，从而决定分子的空间构型。

2. s 轨道和 p 轨道的杂化类型及实例　见表 6-1 所示：

表 6-1　s 轨道和 p 轨道的杂化类型

杂化类型	sp	sp^2	sp^3 等性杂化	sp^3 不等性杂化
参与杂化的原子轨道	1个 ns＋1个 np	1个 ns＋2个 np	1个 ns＋3个 np	
杂化轨道数	2个 sp	3个 sp^2	4个 sp^3	
键角	180°	120°	109°28′	90°<θ<109°28′
分子构型	直线	正三角形	正四面体	三角锥形，V 形
实例	$BeCl_2$，$HgCl_2$，C_2H_2	BF_3，SO_3，C_2H_4	CH_4，CCl_4	NH_3，H_2O

六、分子间的作用力

（一）分子的极性

正、负电荷重心重合的分子是非极性分子，不重合的则为极性分子。电偶极矩 μ 的大小反映出分子极性的强弱。

（二）范德华力

范德华力可分为取向力、诱导力和色散力三种。取向力发生在极性分子和极性分子之间，由永久偶极的取向而产生；诱导力发生在极性分子之间、极性分子和非极性分子之间，由诱导偶极与永久偶极间的作用而产生；色散力存在于一切分子之间，由分子的瞬间偶极而产生，是最广泛的范德华力。一般说来，范德华力中以色散力最为重要。

（三）氢键

氢键是当氢原子与电负性很大、半径很小的 X 原子共价结合而带部分正电荷时,与另一电负性大、半径小且含孤对电子的 Y 原子之间的静电吸引力。表示为:X—H⋯Y。其键能小于 42 kJ·mol^{-1},比化学键的键能小得多,比范德华力稍强。氢键可分为分子间氢键和分子内氢键。

范德华力的概念和氢键的形成可用于解释和推测同类物质某些物理性质(熔沸点、溶解度等)的变化规律。

自测题

一、判断题(正确的打"√",错误的打"×")

1. 原子形成共价键的数目可以超过其基态原子的单电子数。 （ ）
2. 将 He$^+$ 的 1s 电子激发到 4s 和 4p 轨道所需能量相同。 （ ）
3. 电子云中的黑点表示的是电子。 （ ）
4. 原子轨道角度分布图中的正负号表示正负电荷。 （ ）
5. 随核电荷数的递增,原子核对外层电子的引力逐渐增强,原子的电负性也逐渐增大。 （ ）
6. 电子有波动性,但与机械波或电磁波不同,只反映电子在原子核外空间出现概率的大小。 （ ）
7. 原子与原子结合成分子时,成键原子最外电子层一定达到 8 电子构型。 （ ）
8. sp^2 杂化轨道是由原子中 1s 轨道和 3p 轨道杂化而成的。 （ ）
9. 两个单键组成一个双键。 （ ）
10. 凡中心原子采用 sp^3 杂化轨道成键的分子,其空间构型必定是四面体形。 （ ）
11. 非极性分子之间只存在色散力。 （ ）
12. 原子形成共价键的数目一定等于基态原子的未成对电子数。 （ ）
13. 根据现代价键理论氢键不是共价键,而配位键是共价键。 （ ）
14. 非极性分子中的化学键都是非极性共价键。 （ ）
15. 成键两元素的电负性差越大,分子的电偶极矩就越大。 （ ）
16. 氢键是电负性大、半径小的元素原子与氢原子形成的化学键。 （ ）

二、单选题

1. 由 n 和 l 两个量子数可以确定 （ ）
   A. 原子轨道　　　　　　　　　B. 能级
   C. 电子运动的状态　　　　　　D. 电子云的形状和伸展方向
2. 下列几组原子轨道沿 y 轴靠近时,不能有效地形成共价键的是 （ ）
   A. p$_y$—p$_x$　　　　　　　　　B. p$_y$—p$_y$
   C. s—p$_y$　　　　　　　　　　D. p$_z$—p$_z$

3. 已知某元素的正 3 价离子的电子排布式为 $1s^2 2s^2 2p^6 3s^2 3p^6 3d^5 4s^0$,该元素在周期表中属于 　　　　　　　　　　　　　　　　　　　　　　　　　　　　　　　　(　)

    A. ⅤB 族 　　　　B. ⅢB 族 　　　　C. Ⅷ族 　　　　D. ⅣB

4. 下列量子数哪一组的亚层中含有最多的电子 　　　　　　　　　　　　　　(　)

    A. $n=2,l=1$ 　　　　　　　　　　　B. $n=3,l=2$

    C. $n=4,l=3$ 　　　　　　　　　　　D. $n=5,l=0$

5. H 原子中 3d、4s、4p 能级之间的能量高低关系为 　　　　　　　　　　　(　)

    A. 3d<4s<4p 　　　　　　　　　　　B. 3d<4s=4p

    C. 3d=4s=4p 　　　　　　　　　　　D. 3d>4s=4p

6. 假定某一电子有下列成套量子数 (n,l,m,s),其中不可能存在的是 　　　(　)

    A. $3,2,2,1/2$ 　　　　　　　　　　B. $3,2,-1,1/2$

    C. $1,0,0,-1/2$ 　　　　　　　　　D. $2,-1,0,1/2$

7. 某元素基态原子失去 3 个电子后,l 为 2 的轨道半充满,其原子序数可能为 (　)

    A. 24 　　　　B. 25 　　　　C. 26 　　　　D. 27

8. 有四种元素,其基态原子价层电子组态分别为:① $2s^2 2p^5$,② $4s^2 4p^5$,③ $5s^2 5p^0$,④ $4s^2 4p^0$,它们的电负性由大到小的顺序为 　　　　　　　　　(　)

    A. ①②④③ 　　　　　　　　　　　B. ④③②①

    C. ③④①② 　　　　　　　　　　　D. ②①④③

9. N_2 分子中存在的化学键为 　　　　　　　　　　　　　　　　　　　　　(　)

    A. 三个 σ 键 　　　　　　　　　　　B. 一个 σ 键、两个 π 键

    C. 两个 σ 键、一个 π 键 　　　　　　D. 三个 π 键

10. 下列分子中键角最小的是 　　　　　　　　　　　　　　　　　　　　　(　)

    A. CO_2 　　　　B. H_2O 　　　　C. NH_3 　　　　D. BF_3

11. 下列分子中,C 原子与 H 原子键合时所用轨道为 sp—s 的是 　　　　　(　)

    A. CH_4 　　　　B. C_2H_4 　　　　C. C_2H_2 　　　　D. C_2H_6

12. 下列说法中,正确的是 　　　　　　　　　　　　　　　　　　　　　　(　)

    A. 两原子间若形成共价单键,则此共价键一定是 σ 键

    B. 气体单质的分子中一定有 σ 键,可能有 π 键

    C. 含 σ 键和 π 键的一定是共价化合物

    D. BCl_3 有 2 个 σ 键和 1 个 π 键

13. PH_3 分子空间构型为三角锥形,成键时 P 原子采用的轨道为 　　　　(　)

    A. sp 等性杂化轨道 　　　　　　　　B. sp^2 等性杂化轨道

    C. sp^3 等性杂化轨道 　　　　　　　D. sp^3 不等性杂化轨道

14. 具有 sp^3 等性杂化轨道类型的分子空间构型是 　　　　　　　　　　　(　)

    A. 平面正方形 　　　　　　　　　　B. 平面三角形

    C. 正四面体 　　　　　　　　　　　D. 正八面体

15. 下列分子中属于极性分子的是 　　　　　　　　　　　　　　　　　　　(　)

    A. H_2O 　　　　B. CO_2 　　　　C. BF_3 　　　　D. CH_4

16. CO_2 分子和 SO_2 分子之间存在 　　　　　　　　　　　　　　　　　(　)

    A. 色散力 　　　　　　　　　　　　B. 色散力、诱导力

C. 色散力、诱导力、取向力　　　　　　　　D. 色散力、取向力

17. 下列分子间既有范德华力,又有氢键的是　　　　　　　　　　　　　　　( )

    A. CH_4　　　　　　B. $CHCl_3$　　　　　C. 氨水　　　　　　D. Br_2 和 H_2O

18. 下列各组物质沸点的高低顺序正确的是　　　　　　　　　　　　　　　( )

    A. $CH_4 > SiH_4 > GeH_4$　　　　　　　　B. $NH_3 > AsH_3 > PH_3$

    C. $H_2Se > H_2S > H_2O$　　　　　　　　D. $HBr > HCl > HF$

三、填空题

1. 在第 4 周期中,基态原子中未成对电子数最多的元素原子的基态电子排布式为_____
   _____。

2. 根据现代结构理论,核外电子的运动状态可用_____来描述,$|\psi|^2$ 表示
   _____,它的形象化表示为_____。

3. 基态 Mn 原子的核外电子排布为_____。

4. 右图中原子轨道角度分布图的名称是_____。

5. $2p^3$ 中的 2 表示_____,3 表示_____。

6. 共价键的特征是_____和_____。

7. 根据原子轨道重叠方式的不同,共价键可分为_____和_____,
   其中_____是原子轨道以_____的方式重叠形成的,_____是原子轨道以
   _____的方式重叠形成的。

8. BCl_3 与 PCl_3 分子的空间构型分别是_____和_____,B 原子与 P 原子
   采用的杂化方式为_____和_____。

9. I_2 的 CCl_4 溶液中,I_2 和 CCl_4 分子间的作用力是_____。

10. 氢键一般具有_____性和_____性,类似化合物中,存在分子间氢键的物质的熔
    沸点较存在分子内氢键的物质_____。

11. 邻硝基苯酚的熔、沸点比对硝基苯酚的熔、沸点_____(填"高"或"低"),这是因为
    _____。两者中_____较易溶于水。

四、简答题

1. 下列各组量子数哪些是错误的? 为什么? 怎样改正?
   (1) $n=2, l=1, m=0$
   (2) $n=2, l=0, m=-1$
   (3) $n=2, l=2, m=-1$
   (4) $n=2, l=3, m=2$
   (5) $n=3, l=1, m=1$
   (6) $n=3, l=0, m=-1$

2. 简述现代价键理论的要点。

3. 写出下列分子的结构式,并指明键型是 σ 键还是 π 键:Cl_2,HClO,HCN,CO_2,C_2H_4。

4. 如何判断共价键的极性和共价分子的极性?

5. 将下列物质按键的极性由强到弱次序排列:H_2O,H_2S,O_2,H_2Se,Na_2S。

6. 指出 OF_2 分子中 O 原子的杂化轨道类型和分子空间构型,其偶极矩与 H_2O 分子比

较,哪一个较大? 简述原因。

7. 稀有气体 He、Ne、Ar、Kr、Xe 的沸点依次升高,试解释原因。

自测题参考答案

一、判断题

1. √　2. √　3. ✕　4. ✕　5. ✕　6. √　7. ✕　8. ✕　9. ✕　10. ✕　11. √
12. ✕　13. √　14. ✕　15. ✕　16. ✕

二、单选题

1. B　2. A　3. C　4. C　5. B　6. D　7. C　8. A　9. B　10. B　11. C　12. A
13. D　14. C　15. A　16. B　17. C　18. B

三、填空题

1. $[Ar]3d^5 4s^1$

2. n、l、m、s 四个量子数　电子在核外单位体积所出现的概率大小　电子云

3. $[Ar]3d^5 4s^2$

4. $Y(d_{x^2-y^2})$

5. 主量子数为 2　3 个电子

6. 饱和性　方向性

7. σ 键　π 键　σ 键　头碰头　π 键　肩并肩

8. 平面正三角形　三角锥形　sp^2 杂化　sp^3 不等性杂化

9. 色散力

10. 饱和　方向　高

11. 低　前者存在分子内氢键,后者存在分子间氢键　对硝基苯酚

四、简答题

1. (1) 正确。

(2) 错误,m 只能取 0。

(3) 错误,l 有两个取值 0 或 1,而不能取 2。

(4) 错误,l 有两个取值 0 或 1,而不能取 3。

(5) 正确。

(6) 错误,m 只能取 0。

2. (1) 两个原子相互接近时,自旋方向相反的两个未成对的电子可以相互配对,所在原子轨道有效重叠,使核间电子云密度增大,系统能量降低,形成稳定的共价键。

(2) 单电子配对形成共价键后,不能再与其他单电子配对,共价键的形成数目受到原子内未成对电子数(包括激发态)限制,这就是共价键的饱和性。

(3) 成键时,原子轨道重叠程度越大,所形成的共价键越牢固,这就是原子轨道最大重叠原理。

3. 各分子的结构式和键型分列如下：

Cl_2：$Cl \overset{\sigma}{\rule{1.5cm}{0.4pt}} Cl$

$HClO$：$H \overset{\sigma}{\rule{1cm}{0.4pt}} O \overset{\sigma}{\rule{1cm}{0.4pt}} Cl$

HCN：$H \overset{\sigma}{\rule{1cm}{0.4pt}} C \overset{\sigma\pi\pi}{=\!=\!=} N$

CO_2：$O \overset{\sigma}{\underset{\pi}{=\!=}} C \overset{\sigma}{\underset{\pi}{=\!=}} O$

C_2H_4：$\begin{array}{c} H \qquad\qquad H \\ \diagdown{\sigma} \qquad {\sigma}\diagup \\ C \overset{\sigma}{\underset{\pi}{=\!=}} C \\ \diagup{\sigma} \qquad {\sigma}\diagdown \\ H \qquad\qquad H \end{array}$

4. 共价键的极性大小是根据成键两原子的电负性差异来判断,电负性较大的原子对共用电子对的吸引较强,使其一端带部分负电荷,而另一端带部分正电荷,一般情况下,成键两原子的电负性差值越大,共价键的极性就越强。

对于双原子分子,分子的极性与键的极性一致。多原子分子的极性不仅与键的极性有关,更与分子的空间构型有关。虽然是极性键,如果分子的空间构型分布使整个分子的正、负电荷重心重合,则分子中各个键的极性就相互抵消,显示非极性。分子的极性可用电偶极矩 μ 衡量。μ 为 0 的分子为非极性分子,μ 越大,分子极性越大。

5. 极性由强到弱：$Na_2S > H_2O > H_2S > H_2Se > O_2$。

6. OF_2 分子中 O 原子为 sp^3 不等性杂化,分子空间构型为 V 形。由于 F 原子的电负性大于 O 原子,因而两对成键电子对偏向 F 原子,偶极矩的方向为 O→F,而氧原子上还有两对孤对电子,其偶极矩方向为 O→孤对电子,两者方向相反。H_2O 分子中 O 原子电负性大于 H 原子,两对成键电子对偏向 O 原子,偶极矩方向为 H→O,与 O 原子上孤对电子形成的偶极矩方向相同,因而 H_2O 分子的偶极矩更大。

7. 稀有气体 He、Ne、Ar、Kr、Xe 的分子为单原子分子,都是非极性分子,分子间作用力为色散力。He、Ne、Ar、Kr、Xe 原子序数依次升高,核外电子总数不断增多,原子半径逐渐增大,由原子核和电子云的相对位移产生的瞬间偶极极性增大,色散力依次增大,所以其沸点依次升高。

习题参考答案

1. 略。

2. 略。

3. 略。

4. (1) $n=3$、4 等；

   (2) $l=1$；

   (3) $s=+1/2$ 或 $-1/2$。

5. 略。

6. (1) $m=2$ 不合理,$m=-1,0,+1$；

   (2) 合理；

   (3) $l=4$ 不合理,$l=0,1,2$ 或 3。

7. C

8. (1) 违反泡利不相容原理,正确的是：C $1s^2 2s^2 2p^2$

(2) 违反能量最低原理,正确的是:Li　$1s^2 2s^1$

(3) 违反洪特规则,正确的是:N　$1s^2 2s^2 2p_x^1 2p_y^1 2p_z^1$

9. ${}_{11}$Na　$1s^2 2s^2 2p^6 3s^1$

　${}_{26}$Fe　$[Ar]3d^6 4s^2$

　${}_{30}$Zn　$[Ar]3d^{10} 4s^2$

　${}_{35}$Br　$[Ar]3d^{10} 4s^2 4p^5$

10. (1) 第 3 周期第 ⅠA 族

　(2) 第 4 周期第 ⅤA 族

　(3) 第 4 周期第 ⅣB 族

　(4) 第 4 周期第 ⅦB 族

　(5) 第 5 周期第 ⅠB 族

　(6) 第 4 周期 0 族

11. D

12. 略。

13. C

14. A

15. C

16. D

17. H_3O^+ 的中心原子 O 采用 sp^3 不等性类型杂化,O 与 H 形成三个 $\sigma(sp^3\!-\!s)$ 键,中心原子 O 与 H 形成两对共用电子对,另外,O 原子还有一对孤对电子,因此,H_3O^+ 为三角锥形。

18. $H_3C\!-\!CH\!=\!CH_2$,其中 $H_3C\!-\!$ 中的 C 原子采用 sp^3 杂化,$-CH\!=\!CH_2$ 中两个 C 原子采用 sp^2 杂化;$CH_3\!-\!CH_2\!-\!OH$ 中两个 C 原子均采用 sp^3 杂化;CH_3COOH,其中 $H_3C\!-\!$ 中的 C 原子采用 sp^3 杂化,$-COOH$ 采用 sp^2 杂化。

19. (1) 色散力存在于所有分子之间。

　(2) 含有氢的化合物分子之间可能产生氢键,也可能没有氢键。

20. 因为 F_2、Cl_2 相对分子质量小,分子间作用力弱,所以常温下为气态,Br_2 分子间作用力较强,常温下为液态,而 I_2 相对分子质量大,分子间作用力强,所以常温下为固态。

21. (1) 色散力;(2) 色散力和诱导力;(3) 色散力、诱导力、取向力和氢键

22. 非极性物质的熔点大小主要是由色散力决定,SiH_4 熔点高于 CH_4。

23. NH_3 分子间氢键,C_6H_6 和 C_2H_6 无氢键,HNO_3 分子内氢键,邻羟基苯甲酸分子内氢键。

24. D

25. A

(杨旭曙)

第七章 氧化还原与电极电势

小 结

一、氧化值和氧化还原反应

元素的氧化值是该元素一个原子的形式荷电数,这种荷电数是将成键电子指定给电负性较大的原子而求得。氧化值可以是正数、负数、分数和零。例如 N 在 KNO_3、NH_2OH、NH_3、N_2 中的氧化值分别为 $+5$、-1、$-1/3$、0。

元素的氧化值发生了变化的化学反应称为氧化还原反应。氧化还原反应中有两对氧化还原电对之间发生电子转移或得失。

物质的氧化态(Ox)和它的还原态(Red)可以相互转化:

$$aOx + ne^- \rightleftharpoons bRed$$

氧化还原电对记为 Ox/Red,如 Fe^{3+}/Fe^{2+}。电对中氧化态 Ox 的氧化性越强,其共轭的还原态 Red 的还原性越弱。

二、原电池和电极电势

原电池是将化学能转化成电能的装置。原电池通常由两个半电池和盐桥组成。半电池又称作电极,每个电极都由电极导体和电解质溶液组成。

原电池中,失去电子的电极称为负极,得到电子的电极称为正极。电子由负极流向正极,而电流则由正极流向负极。电池的负极失去电子发生氧化反应,电池的正极得到电子发生还原反应,正极反应和负极反应合起来构成电池反应。

原电池组成式按照规定,负极写在左边,正极写在右边,中间用"‖"相连,"‖"表示盐桥,"│"表示相界面,同一相中不同物质之间用","分开。气体电极和同处液相的氧化还原电极不能导出电流,应加惰性金属 Pt 导电。注意水不写在电池组成式里。

常用的电极有四类:

(1) 金属—金属离子电极:$Cu^{2+}(c)$ │ Cu(s)(+)

(2) 气体电极:$H^+(c)$ │ $H_2(p)$ │ Pt(+)

(3) 金属—金属难溶盐—阴离子电极:$Cl^-(c)$ │ AgCl(s) │ Ag(s)(+)

(4) 氧化还原电极:$Sn^{4+}(c_1)$,$Sn^{2+}(c_2)$ │ Pt(+)

双电层模型可以定性地说明电极电势的产生。至今无法直接测定单个电极的绝对电极电势。国际纯粹与应用化学联合会 IUPAC 规定,以"标准氢电极(SHE)"为参照标准,其电极电势规定为零。将其他处于标准态的电极与 SHE 组成原电池,测其电动势,即可求出所有电极的标准电极电势。"标准态"指各电极的溶液浓度为 $1\ mol \cdot L^{-1}$;若有气体参加反应,则该气体分压为 100 kPa;温度为指定温度,习惯用 298.15 K。

电极电势使用时要注意:①电极电势是强度性质,其数值与物质的数量无关,也与电极反应的写法无关;②标准电极电势在水溶液中测定,不适用于非水溶液系统及高温下固相间的反应;③标准电极电势表中电极反应式均写成还原反应,但并不代表它们一定做正极,如果在实际电池中做负极,则反应逆向进行。

三、电极电势的 Nernst 方程

对于某一电极反应:$a\text{Ox} + ne^- \rightleftharpoons b\text{Red}$,其电极电势的 Nernst 方程式为:

$$\varphi = \varphi^{\ominus} + \frac{2.303RT}{nF} \lg \frac{c_{\text{Ox}}^a}{c_{\text{Red}}^b}$$

当温度为 298.15 K,将各常数值代入上式,则电极电势的能斯特方程为:

$$\varphi = \varphi^{\ominus} + \frac{0.0592}{n} \lg \frac{c_{\text{Ox}}^a}{c_{\text{Red}}^b}$$

应用能斯特方程式时应注意:

(1) 纯固体(如 Cu、AgCl 等)、纯液体(如 Hg、Br$_2$ 等)和稀溶液中的水,其浓度都视为1,不列入方程式中;

(2) 气体物质,则用相对分压 $p_B/p^{\ominus}$ 表示;

(3) 若电极反应有 H$^+$、OH$^-$ 或 Cl$^-$ 等参加,它们不是氧化态或还原态物质,氧化值不变,则称为介质。它们的浓度也必须写入能斯特方程中。介质若处于反应式氧化态一侧,就当作氧化态处理,其浓度项出现在方程式的分子处;若处于反应式还原态一侧,则当作还原态处理,其浓度项出现在分母处。

四、电极电势的应用

(一)计算电池的电动势

在电池中,电极电势较大的电极作电池的正极,电极电势较小的电极作电池的负极。电池的电动势 E 等于正极的电极电势减去负极的电极电势,即

$$E = \varphi_+ - \varphi_-$$

(二)判断氧化剂和还原剂的强弱

电极电势的相对大小反映出电对中氧化态物质得电子能力和还原态物质失电子能力的强弱。电极电势的代数值越大,电对中的氧化态物质越易得到电子,是越强的氧化剂;对应的还原态物质越难失去电子,是越弱的还原剂。电极电势的代数值越小,电对中还原态物质越易失去电子,是越强的还原剂;对应的氧化态物质越难得到电子,是越弱的氧化剂。标准电极电势表中,氧化态物质的氧化性从上到下依次增强,还原态物质的还原性从下到上依次增强。

(三)判断氧化还原反应进行的方向

氧化还原反应自发进行的方向总是较强氧化剂与较强还原剂作用,生成较弱的还原剂和较弱的氧化剂,即电极电势大的电对中的氧化态和电极电势小的电对中的还原态反应。当电极处于非标准状态时,可用能斯特方程式计算出各电极的电极电势,然后再进

行判断。另外,还可以通过电池电动势的正负来判断反应的方向。

$E > 0, \varphi_+ > \varphi_-$,反应自发向右进行

$E < 0, \varphi_+ < \varphi_-$,反应逆向自发进行

$E = 0, \varphi_+ = \varphi_-$,反应达到平衡状态

(四)计算氧化还原反应的标准平衡常数

氧化还原反应进行的限度可以用氧化还原反应的标准平衡常数来衡量。298.15 K时,计算标准平衡常数的公式如下:

$$\lg K^{\ominus} = \frac{nE^{\ominus}}{0.059\ 2} = \frac{n(\varphi_+^{\ominus} - \varphi_-^{\ominus})}{0.059\ 2}$$

氧化还原反应的标准平衡常数越大,氧化还原反应进行的限度就越大。

五、电势法测定溶液的 pH

电势法测定溶液的 pH 要用到的仪器是 pH 计,测定 pH 时需用到两个电极,一个是参比电极,另一个是 pH 指示电极。参比电极的电极电势稳定,已知且不受试液组成变化的影响。常用的参比电极有饱和甘汞电极(SCE)。pH 指示电极是指其电极电势与溶液中 H^+ 浓度的关系符合 Nernst 方程。常用的指示电极为玻璃电极。

电池组成式为:

(-)玻璃电极│待测 pH 溶液‖SCE(+)

测定时,先将两电极浸入一 pH 已知的标准缓冲溶液中,对仪器"定位",然后将电极浸入待测溶液,从仪器直接读出溶液的 pH。

自测题

一、判断题(正确的打"√",错误的打"×")

1. 甲烷 CH_4 和一氯甲烷 CH_3Cl 中的 C 的氧化值相等。　　　　　　　　　(　　)

2. 标准氢电极的绝对电极电势为零。　　　　　　　　　　　　　　　　(　　)

3. 元素的氧化态代表了其在氧化还原反应中所处的状态,氧化态越高,氧化能力越强。

　　　　　　　　　　　　　　　　　　　　　　　　　　　　　　(　　)

4. 根据标准电极电势 $\varphi^{\ominus}(I_2/I^-) = 0.535$ V,$\varphi^{\ominus}(Sn^{4+}/Sn^{2+}) = 0.151$ V,可判断在标准状态下,反应 $Sn^{4+} + 2I^- \Longrightarrow Sn^{2+} + I_2$ 不能正向自发进行。　　(　　)

5. 由于标准电极电势是强度性质,因此与物质的数量无关,所以电极 $Ag(s)\mid Ag^+(1.00\ mol \cdot L^{-1})$ 与 $Ag(s)\mid Ag^+(2.00\ mol \cdot L^{-1})$ 的电极电势相同。　　(　　)

6. 电对的半反应式有多种写法,如 $H^+ + e^- \Longrightarrow \frac{1}{2}H_2$,$2H^+ + 2e^- \Longrightarrow H_2$,不管如何写,

标准电极电势都不变。　　　　　　　　　　　　　　　　　　　　(　　)

7. 两个电对组成原电池,其中标准电极电势较高者一定为原电池的正极。　　(　　)

8. 在电池反应中,正极失去电子,发生氧化反应。　　　　　　　　　　(　　)

9. 氧化还原反应中两电对的标准电极电势相差越大,则氧化还原反应的标准平衡常数越大。 （ ）

10. 298.15 K 时,电极 $Pb^{2+}(aq)\mid Pb(s)(+)$ 的标准电极电势为 $-0.126\ 2$ V,若在 Pb^{2+} 离子溶液中加入少量 Na_2S 溶液,则电极的电极电势将减小。 （ ）

二、单选题

1. 下列说法错误的是 （ ）
   A. 原电池正极发生还原反应,负极发生氧化反应
   B. 原电池中氧化剂在原电池的正极
   C. 原电池的电池反应就是氧化还原反应中作为氧化剂的物质与作为还原剂的物质发生反应
   D. 原电池中,电极电势较低的电对组成电池的正极

2. 电极反应 $Pb^{2+}+2e^-\Longrightarrow Pb$, $\varphi^\ominus=-0.126\ 2$ V,则 （ ）
   A. Pb^{2+} 浓度增大时 φ 增大   B. Pb^{2+} 浓度增大时 φ 减小
   C. 金属铅的量增大时 φ 增大   D. 金属铅的量增大时 φ 减小

3. 若将反应 $Zn+2H^+\Longrightarrow Zn^{2+}+H_2\uparrow$ 设计成原电池,则正极是 （ ）
   A. H^+/Zn B. Zn^{2+}/H_2
   C. Zn^{2+}/Zn D. H^+/H_2

4. 已知下列反应在标准态下均正向自发进行:
   $$Cu^{2+}+Sn^{2+}\Longrightarrow Cu+Sn^{4+} \quad 2Fe^{3+}+Cu\Longrightarrow 2Fe^{2+}+Cu^{2+}$$
   设 $\varphi^\ominus(Cu^{2+}/Cu)=(1)$, $\varphi^\ominus(Sn^{4+}/Sn^{2+})=(2)$, $\varphi^\ominus(Fe^{3+}/Fe^{2+})=(3)$,则有关 $\varphi^\ominus$ 的大小顺序为 （ ）
   A. (3)>(2)>(1)   B. (2)>(1)>(3)
   C. (3)>(1)>(2)   D. (1)>(3)>(2)

5. 今有电池:$Zn(s)\mid Zn^{2+}(c_1)\parallel Zn^{2+}(c_2)\mid Zn(s)$, $c_2>c_1$。下列说法正确的是 （ ）
   A. 此电池的电动势等于零
   B. 外电路电流方向是由 c_1 一边流向 c_2 一边
   C. 外电路电流方向是由 c_2 一边流向 c_1 一边
   D. 外电路中无电流通过

6. 已知 $Cl_2+2e^-\Longrightarrow 2Cl^-$, $\varphi^\ominus=1.358$ V;
   $2Hg^{2+}+2e^-\Longrightarrow Hg_2^{2+}$, $\varphi^\ominus=0.920$ V;
   $Fe^{3+}+e^-\Longrightarrow Fe^{2+}$, $\varphi^\ominus=0.771$ V;
   $Zn^{2+}+2e^-\Longrightarrow Zn$, $\varphi^\ominus=-0.761\ 8$ V

   在标准态下,不能共存于同一溶液而要发生氧化还原反应的是 （ ）
   A. Fe^{3+} 和 Zn B. Fe^{3+} 和 Hg_2^{2+}
   C. Fe^{3+} 和 Cl^- D. Zn^{2+} 和 Fe^{2+}

7. 下列两氧化还原反应均正向自发进行:(1) $Br_2+2Fe^{2+}\Longrightarrow 2Br^-+2Fe^{3+}$,(2) $2Fe^{3+}+2I^-\Longrightarrow 2Fe^{2+}+I_2$,则下列物质氧化性从强到弱排列顺序正确的是 （ ）
   A. Br_2、I_2、Fe^{3+} B. Br_2、Fe^{3+}、I_2
   C. I_2、Fe^{3+}、Br_2 D. Fe^{3+}、I_2、Br_2

8. 已知 298.15 K 时，$\varphi^{\ominus}(Fe^{3+}/Fe^{2+})=+0.771$ V，$\varphi^{\ominus}(Hg^{2+}/Hg)=0.851$ V，则下列反应 $Hg+2Fe^{3+}\xlongequal{\qquad}Hg^{2+}+2Fe^{2+}$ 的平衡常数的对数 $\lg K^{\ominus}$ 是　　　　　　（　　）

  A. -0.913 B. 0.913   C. 2.70   D. -2.70

9. 现有自发原电池（－）Pt｜Fe^{2+}，Fe^{3+}‖Ce^{4+}，Ce^{3+}｜Pt（＋），则该电池中发生的反应是　　　　　　　　　　　　　　　　　　　　　　　　　（　　）

  A. $Ce^{3+}+Fe^{3+}\xlongequal{\qquad}Ce^{4+}+Fe^{2+}$ B. $3Ce^{4+}+Ce\xlongequal{\qquad}4Ce^{3+}$

  C. $Ce^{4+}+Fe^{2+}\xlongequal{\qquad}Ce^{3+}+Fe^{3+}$ D. $2Ce^{4+}+Fe\xlongequal{\qquad}2Ce^{3+}+Fe^{2+}$

10. 电池反应 $Te+2Zn^{2+}(1\ mol\cdot L^{-1})\xlongequal{\qquad}Te^{4+}(1\ mol\cdot L^{-1})+2Zn$，$E^{\ominus}=0.16$ V，如果增加 Zn^{2+} 浓度，则电池电动势将　　　　　　　　　　　　　　　（　　）

  A. 变大   B. 变小   C. 不变   D. 无法测定

三、填空题

1. Na_2FeO_4 中铁的氧化值_____，Na_2O_2 中氧的氧化值_____，KO_2 中氧的氧化值_____，CaH_2 中氢的氧化值_____，BrF_3 中溴的氧化值_____。

2. 在原电池的正极发生_____反应，_____剂_____电子，氧化值_____。

3. 影响电极电势的因素有_____、_____和_____。

4. 在氧化剂 Cl_2、I_2、$Cr_2O_7^{2-}$、Fe^{3+} 的酸性溶液中，其氧化能力最强的是_____，最弱的是_____。

5. 原电池（－）Pt，H_2｜H^+‖Cu^{2+}｜Cu（＋），当氢气分压增大，则电动势_____，若氢离子浓度增大，电动势_____，若铜离子浓度增大，它氧化氢气的能力_____，若增大铜极板的面积，则电动势_____。

6. 已知 $\varphi^{\ominus}(Ag^+/Ag)=+0.7996$ V，$\varphi^{\ominus}(Cd^{2+}/Cd)=-0.4030$ V，若组成原电池标准电动势为_____ V。该电池反应式_____。

7. 已知 $\varphi^{\ominus}(S_2O_8^{2-}/SO_4^{2-})>\varphi^{\ominus}(MnO_2/Mn^{2+})$，这表明_____的氧化能力强于_____的氧化能力，_____能够还原_____。

8. 铜片插入盛有 $0.1\ mol\cdot L^{-1}$ $CuSO_4$ 溶液的烧杯中，银片插入盛有 $0.1\ mol\cdot L^{-1}$ $AgNO_3$ 溶液的烧杯中，组成电池，电池反应_____，该电池的负极是_____。

9. 下列情况铜锌原电池的电动势是增大还是减小？

 （1）向 $ZnSO_4$ 溶液中加入 NaOH 固体_____。

 （2）向 $CuSO_4$ 溶液中加入 NaOH 固体_____。

自测题参考答案

一、判断题

1. ×   2. ×   3. ×   4. √   5. ×   6. √   7. ×   8. ×   9. √   10. √

二、单选题

1. D   2. A   3. D   4. C   5. C   6. A   7. B   8. D   9. C   10. A

三、填空题

1. $+6$　-1　$-1/2$　-1　$+3$

2. 还原　氧化　得　降低

3. 电极本性　温度　浓度

4. $Cr_2O_7^{2-}$　Fe^{3+}

5. 增大　减小　增大　不变

6. 1.202 6　$2Ag^+ + Cd \Longrightarrow Cd^{2+} + 2Ag$

7. $S_2O_8^{2-}$　MnO_2　Mn^{2+}　$S_2O_8^{2-}$

8. $Cu + 2Ag^+ \Longrightarrow Cu^{2+} + 2Ag$　$Cu(s) \mid Cu^{2+}(aq)$

9. (1) 增大　(2) 减小

习题参考答案

1. 略

2. 略

3. 略

4. 略

5. 0　-2　$+4$　$+2$　$+5$　-1　$+6$　$+5$　-1　$+6$　-2　$+4$　-4　-2

6. $Li > Mg > Al > H_2 > SnCl_2 > KI > FeCl_2$

7. (1) 根据该氧化还原反应写出其电池组成式为：

$(-)Pt(s) \mid Fe^{2+}(aq), Fe^{3+}(aq) \parallel Ag^+(aq) \mid Ag(s)(+)$

经查阅标准电极电势表可知：$\varphi^{\ominus}(Ag^+/Ag) = 0.799\ 6\ V, \varphi^{\ominus}(Fe^{3+}/Fe^{2+}) = 0.771\ V$

所以，该电池的标准电动势为：

$E^{\ominus} = \varphi^{\ominus}(Ag^+/Ag) - \varphi^{\ominus}(Fe^{3+}/Fe^{2+}) = 0.799\ 6 - 0.771 = 0.028\ 6\ V$

则该反应的标准平衡常数为：

$$\lg K^{\ominus} = \frac{nE^{\ominus}}{0.059\ 2} = \frac{1 \times 0.028\ 6}{0.059\ 2} = 0.483$$

$\therefore K^{\ominus} = 3.04$

(2) 根据该氧化还原反应写出其电池组成式为：

$(-)Pb(s) \mid Pb^{2+}(aq) \parallel Cu^{2+}(aq) \mid Cu(s)(+)$

经查阅标准电极电势表可知：

$\varphi^{\ominus}(Cu^{2+}/Cu) = 0.341\ 9\ V, \varphi^{\ominus}(Pb^{2+}/Pb) = -0.126\ 2\ V$

所以，该电池的标准电动势为：

$E^{\ominus} = \varphi^{\ominus}(Cu^{2+}/Cu) - \varphi^{\ominus}(Pb^{2+}/Pb) = 0.341\ 9 - (-0.126\ 2) = 0.468\ 1\ V$

则该反应的标准平衡常数为：

$$\lg K^{\ominus} = \frac{nE^{\ominus}}{0.059\ 2} = \frac{2 \times 0.468\ 1}{0.059\ 2} = 15.8$$

$\therefore K^{\ominus} = 6.31 \times 10^{15}$

8. （1）经查阅标准电极电势表可知：

$\varphi^{\ominus}(Cl_2/Cl^-)=1.358\ 3\ V, \varphi^{\ominus}(Fe^{2+}/Fe)=-0.447\ V$

所以，该电池的标准电动势为：

$E^{\ominus}=\varphi^{\ominus}(Cl_2/Cl^-)-\varphi^{\ominus}(Fe^{2+}/Fe)=1.358\ 3-(-0.447)=1.805\ 3\ V$

电极反应式分别为：

负极反应：$Fe(s)-2e^-\Longrightarrow Fe^{2+}(aq)$

正极反应：$Cl_2(g)+2e^-\Longrightarrow 2Cl^-(aq)$

电池反应　$Fe(s)+Cl_2(g)\Longrightarrow Fe^{2+}(aq)+2Cl^-(aq)$

（2）经查阅标准电极电势表可知：

$\varphi^{\ominus}(Fe^{3+}/Fe^{2+})=0.771\ V, \varphi^{\ominus}(Cu^{2+}/Cu)=0.341\ 9\ V$

所以，该电池的标准电动势为：

$E^{\ominus}=\varphi^{\ominus}(Fe^{3+}/Fe^{2+})-\varphi^{\ominus}(Cu^{2+}/Cu)=0.771-0.341\ 9=0.429\ 1\ V$

电极反应式分别为：

负极反应：$Cu(s)-2e^-\Longrightarrow Cu^{2+}(aq)$

正极反应：$Fe^{3+}(aq)+e^-\Longrightarrow Fe^{2+}(aq)$

电池反应　$Cu(s)+2Fe^{3+}(aq)\Longrightarrow Cu^{2+}(aq)+2Fe^{2+}(aq)$

9. （1）经查阅标准电极电势表可知：

$\varphi^{\ominus}(Fe^{3+}/Fe^{2+})=0.771\ V, \varphi^{\ominus}(Sn^{4+}/Sn^{2+})=0.151\ V$

所以，该电池的标准电动势为：

$E^{\ominus}=\varphi^{\ominus}(Fe^{3+}/Fe^{2+})-\varphi^{\ominus}(Sn^{4+}/Sn^{2+})=0.771-0.151=0.62\ V$

因为 $E^{\ominus}>0$，所以反应正向进行。

（2）经查阅标准电极电势表可知：

$\varphi^{\ominus}(I_2/I^-)=0.535\ 5\ V, \varphi^{\ominus}(Cr_2O_7^{2-}/Cr^{3+})=1.232\ V$

所以，该电池的标准电动势为：

$E^{\ominus}=\varphi^{\ominus}(I_2/I^-)-\varphi^{\ominus}(Cr_2O_7^{2-}/Cr^{3+})=0.535\ 5-1.232=-0.696\ 5\ V$

因为 $E^{\ominus}<0$，所以反应逆向进行。

10. （1）经查阅标准电极电势表可知：$\varphi^{\ominus}(Br_2/Br^-)=1.066\ V$

根据能斯特方程可得：

$$\varphi_{Br_2/Br^-}=\varphi^{\ominus}_{Br_2/Br^-}+\frac{0.059\ 2}{n}\lg\frac{1}{c^2_{Br^-}}=1.066+\frac{0.059\ 2}{2}\lg\frac{1}{0.02^2}=1.167\ V$$

（2）经查阅标准电极电势表可知：$\varphi^{\ominus}(MnO_4^-/Mn^{2+})=1.507\ V$

根据能斯特方程可得：

$$\varphi_{MnO_4^-/Mn^{2+}}=\varphi^{\ominus}_{MnO_4^-/Mn^{2+}}+\frac{0.059\ 2}{5}\lg\frac{c_{MnO_4^-}\cdot c^8_{H^+}}{c_{Mn^{2+}}}=1.507+\frac{0.059\ 2}{5}\lg\frac{0.01\times0.1^8}{0.01}=$$

$1.412\ V$

11. （1）经查阅标准电极电势表可知：

$\varphi^{\ominus}(Ag^+/Ag)=0.799\ 6\ V, \varphi^{\ominus}(Cu^{2+}/Cu)=0.341\ 9\ V$

根据能斯特方程可得两个电极的电极电势分别为：

$$\varphi_{Ag^+/Ag}=\varphi^{\ominus}_{Ag^+/Ag}+\frac{0.059\ 2}{n}\lg\frac{c_{Ag^+}}{1}=0.799\ 6+\frac{0.059\ 2}{1}\lg 0.1=0.740\ 4\ V$$

$$\varphi_{Cu^{2+}/Cu} = \varphi_{Cu^{2+}/Cu}^{\ominus} + \frac{0.059\ 2}{n} \lg \frac{c_{Cu^{2+}}}{1} = 0.341\ 9 + \frac{0.059\ 2}{2} \lg 0.01 = 0.282\ 7\ V$$

由计算结果可知：$\varphi(Ag^+/Ag) > \varphi(Cu^{2+}/Cu)$

所以原电池中 $Cu^{2+}|Cu$ 为负极，$Ag^+|Ag$ 为正极。电池组成式如下：

$(-)Cu(s)\ |\ Cu^{2+}(0.01\ mol \cdot L^{-1})\ \|\ Ag^+(0.10\ mol \cdot L^{-1})\ |\ Ag(s)(+)$

（2）电极反应分别为：

负极反应：$Cu(s) - 2e^- \rightleftharpoons Cu^{2+}(aq)$

正极反应：$Ag^+(aq) + e^- \rightleftharpoons Ag(s)$

电池反应式为：

$Cu(s) + 2Ag^+(aq) =\!=\!= Cu^{2+}(aq) + 2Ag(s)$

（3）电池电动势为：

$E = \varphi(Ag^+/Ag) - \varphi(Cu^{2+}/Cu) = 0.740\ 4 - 0.282\ 7 = 0.457\ 7\ V$

12. （1）根据电池组成式，可得：

负极反应：$H_2(50\ kPa) - 2e^- \rightleftharpoons 2H^+(0.5\ mol \cdot L^{-1})$

正极反应：$Sn^{4+}(1.0\ mol \cdot L^{-1}) + 2e^- \rightleftharpoons Sn^{2+}(1.0\ mol \cdot L^{-1})$

电池反应式为：

$H_2(50\ kPa) + Sn^{4+}(1.0\ mol \cdot L^{-1}) =\!=\!= 2H^+(0.5\ mol \cdot L^{-1}) + Sn^{2+}(1.0\ mol \cdot L^{-1})$

（2）经查阅标准电极电势表可知：$\varphi^{\ominus}(Sn^{4+}/Sn^{2+}) = 0.151\ V$

根据能斯特方程可得两个电极的电极电势分别为：

$$\varphi_{H^+/H_2} = \varphi_{H^+/H_2}^{\ominus} + \frac{0.059\ 2}{n} \lg \frac{c_{H^+}^2}{\frac{p_{H_2}}{p^{\ominus}}} = 0 + \frac{0.059\ 2}{2} \lg \frac{0.5^2}{\frac{50}{100}} = -0.008\ 9\ V$$

$$\varphi_{Sn^{4+}/Sn^{2+}} = \varphi_{Sn^{4+}/Sn^{2+}}^{\ominus} + \frac{0.059\ 2}{n} \lg \frac{c_{Sn^{4+}}}{c_{Sn^{2+}}} = 0.151 + \frac{0.059\ 2}{2} \lg \frac{1}{1} = 0.151\ V$$

因此电池电动势为：

$E = \varphi(Sn^{4+}/Sn^{2+}) - \varphi(H^+/H_2) = 0.151 - (-0.008\ 9) = 0.159\ 9\ V$

13. 经查阅标准电极电势表可知：

$\varphi^{\ominus}(Ni^{2+}/Ni) = -0.257\ V, \varphi^{\ominus}(Cd^{2+}/Cd) = -0.403\ 0\ V$

根据能斯特方程可得正极的电极电势为：

$$\varphi_{Ni^{2+}/Ni} = \varphi_{Ni^{2+}/Ni}^{\ominus} + \frac{0.059\ 2}{n} \lg \frac{c_{Ni^{2+}}}{1} = -0.257 + \frac{0.059\ 2}{2} \lg 2 = -0.248\ V$$

其电池电动势为：

$E = \varphi(Ni^{2+}/Ni) - \varphi(Cd^{2+}/Cd) = -0.248 - \varphi(Cd^{2+}/Cd) = 0.200\ V$

因此 $\varphi(Cd^{2+}/Cd) = \varphi(Ni^{2+}/Ni) - E = -0.248 - 0.200 = -0.448\ V$

根据能斯特方程可得：

$$\varphi_{Cd^{2+}/Cd} = \varphi_{Cd^{2+}/Cd}^{\ominus} + \frac{0.059\ 2}{n} \lg \frac{c_{Cd^{2+}}}{1} = -0.403\ 0 + \frac{0.059\ 2}{2} \lg c_{Cd^{2+}} = -0.448\ V$$

$\therefore c(Cd^{2+}) = 0.030\ 2\ mol \cdot L^{-1}$

（史丽英）

第八章 配位化合物

小 结

一、配位化合物的基本概念

由简单阳离子(或原子)与一定数目的分子或阴离子以配位键相结合,并按一定组成和空间构型形成的复杂结构单元称为配位离子,简称为配离子。配位化合物是含有配离子的化合物和配位分子,简称为配合物。

配合物的组成如下所示:

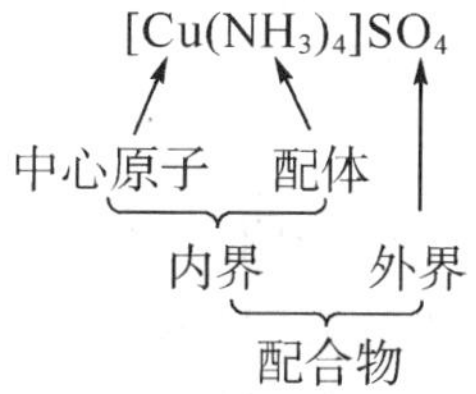

$$[Cu(NH_3)_4]SO_4$$

中心原子 配体

内界 外界

配合物

中心原子多为副族的金属离子或原子,有空的原子轨道。配位体是含有配位原子的中性分子或阴离子,配位原子能提供孤对电子,并与中心原子形成配位键。只含有一个配位原子的配体为单齿配体;含有两个或两个以上配位原子的配体为多齿配体。

中心原子和配体之间是配位键,在水溶液中的行为类似于弱电解质。

内界与外界之间以离子键相结合,在水溶液中的行为类似于强电解质。配位分子没有外界。

配位化合物系统命名的基本原则是:

1. 遵循无机化合物命名原则:阴离子在前,阳离子在后,命名为"某化某"、"某某酸"、"氢氧化某"、"某酸某"。

2. 内界命名顺序为:配体数(汉字数字)—配体名称(不同配体间用中圆点分开)—合—中心原子名称—中心原子氧化值(大写罗马数字)。

3. 不同配体的先后顺序:先无机配体后有机配体;先阴离子配体后中性分子配体;同类配体按配位原子的元素符号在英文字母表中的顺序。

二、配位平衡

(一)配位平衡常数

对于任意一个配位反应

$$M + nL \rightleftharpoons ML_n$$

配位平衡时

$$K_s = \frac{[ML_n]}{[M][L]^n}$$

K_s 称为配位化合物稳定常数。K_s 越大,配合物越稳定。当不同配离子的配体数目相同时,根据 K_s 的数值可以直接比较配体数相同配离子的稳定性。当配体的数目不同时,必须通过计算才能判断配离子的稳定性。

（二）配位平衡移动

1. 酸度的影响　因增大溶液酸度,导致配位平衡移动,使配离子稳定性降低的作用称为酸效应。溶液酸度越高、配体碱性越强,酸效应越强,配离子越不稳定。

因 OH^- 浓度增加,金属离子与 OH^- 结合致使配离子解离的作用称为水解效应。溶液碱性越强,水解效应越强,配离子越不稳定。

为了保持配离子的相对稳定性,通常在不产生氢氧化物沉淀的基础上,适当提高溶液的 pH 以保证配离子的稳定性。

2. 沉淀溶解平衡的影响　配位平衡与沉淀溶解平衡之间的转化,取决于沉淀剂与配体争夺金属离子的能力。若 K_s 越大,K_{sp} 也越大,反应向配位平衡方向移动;若 K_s 越小,K_{sp} 也越小,反应朝沉淀平衡方向移动。

3. 与氧化还原平衡的关系　溶液中的氧化还原反应可以使配位平衡移动,配离子解离。同样,配位反应可降低溶液中金属离子的浓度,改变相关电对的电极电势,从而使氧化还原反应方向改变。

4. 配位平衡之间的相互关系　配合物相互转化的趋势取决于其稳定性的相对高低,即配位平衡总是向生成更稳定配合物的方向移动。两个配合物的稳定性相差越大,由较不稳定的配合物转化为较稳定的配合物的趋势就越大。

三、螯合物

螯合物是中心原子与多齿配体（螯合剂）形成的具有环状结构的一类配合物。螯合剂的两个配位原子之间应相隔两个或三个其他原子,与中心原子形成五元环或六元环。螯合物中螯合环以五元环、六元环最为稳定;螯合环的数目越多,其稳定性越高。

自测题

一、判断题(正确的打"√",错误的打"✗")

1. 配合物都由内界和外界组成。　　　　　　　　　　　　　　　　（　　）

2. $H[Ag(CN)_2]$ 与 HCN 相比,前者酸性更强。　　　　　　　　　（　　）

3. 由 EDTA 与 Fe^{3+} 形成的配离子 $[FeY]^-$,其配位数为 1。　　　（　　）

4. 配离子的电荷数等于其中心原子的电荷数。　　　　　　　　　　（　　）

5. 室温下,将配合物 $CrCl_3 \cdot 6H_2O$ 溶于水中,加入 $AgNO_3$ 后有 2/3 的 Cl^- 沉淀析出,则该配合物的化学式为 $[Cr(H_2O)_5Cl]Cl_2 \cdot H_2O$。　　　　　　　　（　　）

6. 1 mol 配合物 $[Pt(NH_3)_2Cl_2]$ 分子中,含有 1 mol 氯分子 Cl_2。　　（　　）

7. 当配体是质子碱时,溶液 pH 降低导致配离子解离的作用称为酸效应。（　　）

8. 稳定常数 K_s 可以反映出配合物的稳定性高低,因此可以直接用 K_s 比较不同配合物的稳定性高低。　　　　　　　　　　　　　　　　　　　　（　　）

9. $[Fe(C_2O_4)_3]^{3-}$ 配离子中,配体与中心原子形成的螯合环为六元环。 ( )

10. 螯合物中,螯合环的数目越多其越稳定。 ( )

二、单选题

1. 配合物 $Fe_4[Fe(CN)_6]_3$ 的外界是 ( )

 A. Fe^{3+} B. Fe^{2+} C. Fe D. CN^-

2. 下列化合物中,不宜作为配体的是 ( )

 A. H_2O B. F^- C. en(乙二胺) D. NH_4^+

3. 在 $[Co(en)_2(NH_3)_2]^+$ 中,Co^{3+} 的配位数为 ( )

 A. 3 B. 4 C. 5 D. 6

4. 相同浓度的下列配合物,在水溶液中导电能力最弱的是 ( )

 A. $[NiCl_2(H_2O)_4]$ B. $[Ni(H_2O)_4]Cl_2$

 C. $[NiCl(H_2O)_4]Cl$ D. $K[NiCl_3(H_2O)_3]$

5. 某化合物的实验式为 $PtCl_4 \cdot 2NH_3$,溶于水后加入 $AgNO_3$ 没有沉淀生成,以强碱处理没有 NH_3 产生,其水溶液亦不导电,该化合物的结构式为 ( )

 A. $[Pt(NH_3)_2]Cl_4$ B. $[Pt(NH_3)_2Cl_4]$

 C. $[Pt(NH_3)_2Cl_2]Cl_2$ D. $[Pt(NH_3)_2Cl_3]Cl$

6. 配合物中心原子的配位数等于 ( )

 A. 配体数 B. 配体中原子总数

 C. 配体与中心原子形成的配位键数 D. 配位原子具有的孤对电子数

7. 下列化合物可作为螯合剂的是 ( )

 A. SCN^- B. $H_2N—NH_2$

 C. $S_2O_3^{2-}$ D. $H_2N—CH_2—CH_2—NH_2$

8. 下列螯合剂能与中心原子形成五元环的是 ( )

 A. $C_2O_4^{2-}$ B. $S_2O_3^{2-}$

 C. $H_2NCH_2CH_2CH_2NH_2$ D. $H_2NCH_2CH_2COO^-$

9. 下列有关配合物 $[Co(en)_3]_2(SO_4)_3$ 的说法,错误的是 ( )

 A. Co^{3+} 离子与 en 之间形成配位键

 B. 中心原子的配位数为 3

 C. 中心原子与配体形成的螯合环为五元环

 D. 配离子中配位原子为 N

10. 下列叙述错误的是 ( )

 A. 配离子 $[CuY]^{2-}$ 的稳定性低于 $[Cu(en)_2]^{2+}$

 B. 在 $[Ag(NH_3)_2]^+$ 溶液中加入足量 KCN,$[Ag(NH_3)_2]^+$ 可转化为 $[Ag(CN)_2]^-$

 C. 在红色 $[Fe(SCN)_6]^{3-}$ 溶液中加入足量 NaF,溶液将褪色

 D. 相同浓度的 $[Ag(NH_3)_2]^+$ 和 $[Ag(CN)_2]^-$ 两溶液中,游离的 Ag^+ 浓度后者比前者小

三、填空题

1. 配合物 $K_3[Fe(C_2O_4)_3]$ 的名称为_____,其中心原子的氧化值为_____,配

体为_____,配位原子为_____,配位数为_____。

2. 氯化二氯·四氨合钴(Ⅲ)的化学式为_____,中心原子为_____,配体为_____,配位原子为_____,配位数为_____。

3. 已知螯合物[CuY]$^{2-}$和[Cu(en)$_2$]$^{2+}$的K_s分别为$6.3×10^{18}$和$1×10^{20}$,当2种溶液的浓度相同时,则稳定性[CuY]$^{2-}$_____[Cu(en)$_2$]$^{2+}$(填"<"、">"或"=")。

4. H[Ag(CN)$_2$]的酸性比HCN的酸性_____,原因是_____。

5. 影响螯合物稳定性的因素主要为_____和_____以及螯合剂的种类。为了形成稳定的螯合物,螯合剂中相邻两个配位原子之间应间隔_____个其他的原子,这样可形成稳定的_____元和_____元螯合环。

自测题参考答案

一、判断题

1. ✕ 2. ✓ 3. ✕ 4. ✕ 5. ✓ 6. ✕ 7. ✓ 8. ✕ 9. ✕ 10. ✓

二、单选题

1. A 2. D 3. D 4. A 5. B 6. C 7. D 8. A 9. B 10. A

三、填空题

1. 三草酸根合铁(Ⅲ)酸钾 $+3$ $C_2O_4^{2-}$ O 6
2. [Co(NH$_3$)$_4$Cl$_2$]Cl Co^{3+} NH$_3$和Cl$^-$ N和Cl 6
3. >
4. 强 配合物内界与外界之间以离子键结合,溶于水时表现出强电解质的性质
5. 螯合环的大小 螯合环的数目 2~3 五 六

习题参考答案

1.

配合物	中心原子	配体	配位原子	配位数	命名
H$_2$[HgI$_4$]	Hg^{2+}	I$^-$	I	4	四碘合汞(Ⅱ)酸
[Cu(en)$_2$](OH)$_2$	Cu^{2+}	en	N	4	氢氧化二(乙二胺)合铜(Ⅱ)
Na$_3$[AlF$_6$]	Al^{3+}	F$^-$	F	6	六氟合铝(Ⅲ)酸钠
[Co(NH$_3$)$_4$Cl$_2$]Cl	Co^{3+}	NH$_3$、Cl$^-$	N、Cl	6	氯化二氯·二氨合钴(Ⅲ)
[Co(NH$_3$)$_3$(H$_2$O)$_3$]Cl$_3$	Co^{3+}	NH$_3$、H$_2$O	N、O	6	氯化三氨·三水合钴(Ⅲ)
[Ni(CO)$_2$(CN)$_2$]	Ni^{2+}	CO、CN$^-$	C、C	4	二氰·二羰基合镍(Ⅱ)

2. (1) [Ni(CN)$_4$]$^{2-}$ (2) [Cu(en)$_2$]SO$_4$ (3) [Co(NO$_2$)$_3$(NH$_3$)$_3$]
(4) [Cr(H$_2$O)$_4$Br$_2$]Br

3. 由于$C_2O_4^{2-}$可以与铁锈中的Fe^{3+}发生配位反应,生成[Fe(C$_2$O$_4$)$_3$]$^{3-}$配离子,该配离

子可溶于水,因此可以用水清洗掉。

4. (1) 由于 $AgNO_3$ 可以将配合物 $Pt(NH_3)_6Cl_4$ 中的氯全部沉淀出来,说明该配合物中 Cl^- 全部都在外界,因此该配合物的化学式为 $[Pt(NH_3)_6]Cl_4$。

(2) 由于 $AgNO_3$ 只能沉淀出 $Pt(NH_3)_3Cl_4$ 中 25% 的 Cl^-,说明只有一个 Cl^- 在外界,因此该配合物的化学式为 $[Pt(NH_3)_3Cl_3]Cl$。

5. $[Cu(NH_3)_4]^{2+}$ 在水溶液中存在如下配位平衡,设平衡时 $[Cu^{2+}]=x$ mol $\cdot$ L^{-1}:

$$Cu^{2+}+4NH_3 \rightleftharpoons [Cu(NH_3)_4]^{2+}$$

平衡浓度/mol $\cdot$ L^{-1} 　　　　x　　　$4x$　　　$0.10-x \approx 0.10$

平衡时:

$$K_s = \frac{[Cu(NH_3)_4]^{2+}}{[Cu^{2+}][NH_3]^4}$$

则

$$2.1 \times 10^{13} = \frac{0.10}{x \cdot (4x)^4}$$

因此　　$[Cu^{2+}]=x=4.51 \times 10^{-4}$ mol $\cdot$ L^{-1}

6. 根据题意可得如下反应:

$$[Cu(NH_3)_4]^{2+}+Zn^{2+} \rightleftharpoons [Zn(NH_3)_4]^{2+}+Cu^{2+}$$

上述反应达平衡状态时,其平衡常数为:

$$K = \frac{[Zn(NH_3)_4^{2+}][Cu^{2+}]}{[Cu(NH_3)_4^{2+}][Zn^{2+}]} = \frac{K_{s,[Zn(NH_3)_4]^{2+}}}{K_{s,[Cu(NH_3)_4]^{2+}}} = \frac{2.9 \times 10^9}{2.1 \times 10^{13}} = 1.4 \times 10^{-4}$$

因此该反应为逆向自发进行。

(周　萍)

第九章 现代仪器分析技术简介

小 结

一、紫外—可见分光光度法

(一)吸收光谱

光是一种电磁辐射,具有波粒二象性。

具有单一波长(能量)的光称为单色光。由不同波长的单色光组成的光则为复合光。如果将两种适当颜色的光按一定的强度比例混合可得到白光,这两种色光称为互补色光。物质所呈现的颜色是因为物质吸收了白光中的一种或数种色光,而呈现出其对应的互补色光。溶液呈现的颜色也是由于物质对光具有选择性吸收的结果。

物质对不同波长的光的吸收程度不同。溶液对某一波长的单色光吸收的程度用吸光度 A 来表示。

将不同波长的单色光依次通过同一溶液,测得不同波长下相应的吸光度。以波长 λ 为横坐标,吸光度 A 为纵坐标作图,所得曲线就是该溶液的吸收光谱或吸收曲线。吸收曲线上吸光度最大处所对应的波长称为最大吸收波长 λ_{max}。

(二)朗伯-比尔定律

朗伯-比尔定律是光吸收的基本定律,也是分光光度法定量分析的依据。

一束强度为 I_0 的单色光通过溶液后,部分能量 I_a 被溶液吸收,部分能量 I_t 透过溶液,则

$$I_0 = I_a + I_t$$

透光率 T 为透射光强度 I_t 与入射光强度 I_0 之比。

$$T = \frac{I_t}{I_0}$$

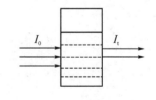

透光率越大,溶液对光的吸收越少,反之亦然。

吸光度 A 为透光率 T 的负对数。吸光度越大,溶液对光的吸收越多。

$$A = -\lg T = \lg \frac{I_0}{I_t}$$

在一定条件下,吸光度 A 与液层厚度 l、溶液浓度 c 之间存在以下关系:

$$A = Kcl$$

此即为朗伯-比尔定律,表明当一束平行的单色光通过溶液时,溶液的吸光度 A 与液层厚度 l 及溶液浓度 c 的乘积成正比。式中比例常数 K 称为吸光系数,是物质的特性常数,与测定的波长、溶剂和温度等有关。当溶液浓度以 $mol \cdot L^{-1}$ 表示时,吸光系数 K 称为摩尔吸光系数,用 ε 表示;当溶液浓度用 $g \cdot 100\ mL^{-1}$ 表示时,吸光系数 K 称为百分吸光系数,用 $E_{1\,cm}^{1\%}$ 表示。ε 与 $E_{1\,cm}^{1\%}$ 的关系为:

$$\varepsilon = \frac{M}{10} \cdot E_{1\,cm}^{1\%}$$

(三)紫外—可见分光光度法

紫外—可见分光光度法是基于物质对紫外光($200 \sim 400\ nm$)—可见光($400 \sim 800\ nm$)的选择性吸收而建立的一种定性、定量的分析方法,具有灵敏、准确、应用范围广等特点。

紫外—可见分光光度法测定组分含量之前,需要选择合适的溶液(溶剂的截止波长小于测定波长)、合适的测定波长(确保吸收最大,干扰最小)、合适的浓度范围(吸光度 A 为 $0.2 \sim 0.7$)以及合适的空白溶液。

紫外—可见分光光度法的定量方法常用标准曲线法、标准对照法。

二、荧光分析法

荧光物质吸收紫外—可见光后,可以发射比吸收光波长更长的光,并且随着照射光的消失也很快消失,这种光线被称为荧光。利用荧光对物质进行分析的方法叫荧光分析法。该方法所用仪器常用荧光计和荧光分光光度计。

由于物质结构不同,其吸收的波长不同,发射出的荧光波长也不同,这是荧光分析法对荧光物质进行定性分析的依据。实验表明,在稀溶液中,荧光强度与荧光物质的浓度成正比,这构成了荧光分析法对荧光物质进行定量分析的依据。荧光分析法选择性好,灵敏度高。一般紫外—可见分光光度法的检出限约为 $10^{-7}\ g \cdot mL^{-1}$,而荧光分析法的检出限可达到 $10^{-10}\ g \cdot mL^{-1}$,甚至 $10^{-12}\ g \cdot mL^{-1}$。荧光分析法在临床和医药分析中有着特殊的重要性。

三、红外吸收光谱法

红外吸收光谱法是利用物质对红外光的选择性吸收特性来进行结构分析和定性分析的一种分析方法。当中红外光(波数 $400 \sim 4\,000\ cm^{-1}$)照射有机物分子时,分子吸收红外光会发生振动—转动能级的跃迁,不同的化学键或官能团吸收频率不同,每个有机物分子只吸收与其分子振动、转动频率相一致的红外光,从而得到其特有的红外吸收光谱图。

红外吸收光谱图中吸收峰的位置、形状和强度是由产生红外吸收的物质分子结构决定的。因此,红外光谱与分子结构信息相关,掌握这些特征数据与产生此吸收谱带的官能团或分子结构的关系,可进行定性分析与结构分析。中红外区可分为九个重要区域,如表 9-1 所示,由特征吸收频率与基团的关系可推测可能的分子结构。

表 9-1　红外光谱的九大重要区段

波数/cm^{-1}	波长/μm	振动类型
3 750～3 200	2.7～3.3	ν_{OH}、ν_{NH}
3 300～3 000	3.0～3.4	$\nu_{\equiv CH}>\nu_{=CH}\approx\nu_{Ar-H}$
3 000～2 700	3.3～3.7	ν_{CH}（—CH$_3$,饱和 CH$_2$ 及 CH,—CHO）
2 400～2 100	4.2～4.9	$\nu_{C\equiv C}$、$\nu_{C\equiv N}$
1 900～1 650	5.3～6.1	$\nu_{C=O}$（酸酐、酰氯、酯、醛、酮、羧酸、酰胺）
1 675～1 500	5.9～6.2	$\nu_{C=C}$、$\nu_{C=N}$
1 475～1 300	6.8～7.7	δ_{CH}（各种面内弯曲振动）
1 300～1 000	7.7～10.0	ν_{C-O}（酚、醇、醚、酯、羧酸）
1 000～650	10.0～15.4	γ_{-CH}（不饱和碳-氢面外弯曲振动）

四、核磁共振吸收光谱法

用无线电波(0.6～300 m)照射物质分子时,分子中某些具磁性质的原子核将吸收能量,从低能态跃迁到高能态,发生原子核的自旋能级跃迁。这种磁性核在外磁场的作用下吸收一定波长的无线电波后发生核自旋能级跃迁的现象称为核磁共振。这种利用核磁共振现象进行物质结构鉴定、定性和定量分析的方法称为核磁共振波谱法。目前研究和应用较广泛的有^{1}H、^{13}C 和^{31}P 核磁共振波谱,尤其以^{1}H-NMR 应用最为广泛。

核磁共振氢谱中提供了含氢官能团、氢分布及核间关系等三方面的信息:

1. 化学位移　用于鉴别化合物中的含氢基团,确定含氢基团的结构配置。

2. 各峰的相对面积　吸收峰的面积用积分线表示,与相应的各种质子数成正比。通过对各峰的面积进行比较,可以决定各组质子的相对数目。

3. 峰的分裂　可用于确定分子中基团之间的关系。

五、高效液相色谱法

高效液相色谱法是现代仪器分析中最重要的分离分析方法之一,属于液相柱色谱法。采用高压泵输液、高效填料及高灵敏度的检测器,一般在室温操作即可满足分离分析的要求,具有分离效能高、分析速度快、灵敏度高及应用范围广等特点。高效液相色谱不受被分析的试样的挥发性、热稳定性及相对分子质量的约束,特别适用于生理活性的大分子物质的分离提纯。

从高效液相色谱图可以获得以下四方面的信息:

1. 保留时间 t_R 是从进样开始到某个组分的色谱峰顶点的时间间隔,是色谱法的基本定性参数。不同物质由于结构不同,在合适的色谱条件下,保留时间不同。

2. 色谱曲线与基线间包围的面积称之为峰面积,峰面积是色谱法中最为常用的定量参数。

3. 区域宽度即色谱峰的宽度,用于衡量柱效,区域宽度越小柱效越高,色谱柱分离效能越高。

4. 分离度 R 又称分辨率或分辨度,是相邻两组分色谱峰保留时间之差与两色谱峰峰宽均值之比,为色谱图中相邻两峰分离程度的量度。在进行定量分析时,为了能获得较好的精密度与准确度,应使 $R \geqslant 1.5$。

自测题

一、判断题(正确的打"√",错误的打"×")

1. 在紫外可见分光光度法中,单组分测定时通常采用物质的最大吸收波长作为测定波长;此时,试样浓度的较小变化将使吸光度产生较大变化。　　　　　　（　　）

2. 在一定浓度范围内,有色溶液的透光率随着溶液浓度的增大而减小,所以透光率与溶液的浓度成反比关系;有色溶液的吸光度随着溶液浓度的增大而增大,所以吸光度与溶液的浓度成正比关系。　　　　　　　　　　　　　　　　　　　（　　）

3. 测定某物质的紫外可见吸收光谱时,选择的溶剂在样品的吸收光谱区是否有明显吸收并不重要。　　　　　　　　　　　　　　　　　　　　　　　　　　（　　）

4. 物质摩尔吸光系数 ε 的大小只与该有色物质的结构特性有关,与入射光波长和强度无关。　　　　　　　　　　　　　　　　　　　　　　　　　　　　（　　）

5. 在紫外可见分光光度法中,溶液浓度越大,吸光度越大,测量结果越准确。　（　　）

6. 今有 $1.0\ mol \cdot L^{-1}\ CuSO_4$ 溶液,若向该溶液中通 NH_3 时,其摩尔吸光系数不发生改变。　　　　　　　　　　　　　　　　　　　　　　　　　　　　　（　　）

7. 若待测物、显色剂、缓冲溶液等有吸收,可选用不加待测液而其他试剂都加的空白溶液为参比溶液。　　　　　　　　　　　　　　　　　　　　　　　　　　（　　）

8. 在进行紫外分光光度测定时,可以用手捏吸收池的任何面。　　　　　　（　　）

9. 对于高沸点、热稳定性差、相对分子质量大的有机物原则上可用高效液相色谱法进行分离、分析。　　　　　　　　　　　　　　　　　　　　　　　　　　（　　）

10. ^1H 核磁共振氢谱能给出的信息有质子类型、氢分布和氢核间的关系。　（　　）

二、单选题

1. 在分光光度法中,运用朗伯-比尔定律进行定量分析应采用的入射光为　　（　　）
   A. 白光　　　　　　B. 单色光　　　　　　C. 可见光　　　　　　D. 紫外光

2. 在紫外—可见分光光度计中,用于可见光区的光源是　　　　　　　　（　　）
   A. 钨灯　　　　　　B. 氢灯　　　　　　C. 氙灯　　　　　　D. 能斯特灯

3. 符合朗伯-比尔定律的有色溶液稀释时,其最大吸收峰的波长位置　　　（　　）
   A. 向短波方向移动　　　　　　　　　B. 向长波方向移动
   C. 不移动,且吸光度值降低　　　　　　D. 不移动,且吸光度值升高

4. 在符合朗伯-比尔定律的范围内,溶液的浓度、最大吸收波长、吸光度三者的关系是
   　　　　　　　　　　　　　　　　　　　　　　　　　　　　　　　（　　）
   A. 增加、增加、增加　　　　　　　　B. 减小、不变、减小
   C. 减小、增加、减小　　　　　　　　D. 增加、不变、增加

5. 扫描 $K_2Cr_2O_7$ 硫酸溶液的紫外—可见吸收光谱时,一般选作参比溶液的是 （ ）

    A. 蒸馏水   B. H_2SO_4 溶液

    C. $K_2Cr_2O_7$ 的水溶液   D. $K_2Cr_2O_7$ 的硫酸溶液

6. 某物质的吸光系数与下列哪个因素有关 （ ）

    A. 溶液浓度   B. 测定波长

    C. 仪器型号   D. 吸收池厚度

7. 下述有关朗伯-比尔定律的各种数学式中,错误的是 （ ）

    A. $T = 10^{-\varepsilon cl}$ B. $A = \varepsilon cl$

    C. $-\lg \dfrac{1}{T} = \varepsilon cl$ D. $\lg \dfrac{I_0}{I_t} = \varepsilon cl$

8. 用分光光度计测定 $E_{1\ cm}^{1\%}$ 时,以 M 物质纯品配制成百分浓度 c_a 准确的 M 溶液,若 I_0 为入射光强度,以下操作计算正确的是 （ ）

    A. $I_0 \to$ M 溶液 $\to$ 得 A, $l = 1$ cm, $E_{1\ cm}^{1\%} = A/c_a$

    B. $I_0 \to$ M 溶液 $\to$ 得 A, $l = 1.02$ cm, $E_{1\ cm}^{1\%} = A/c_a \times 1.02$

    C. $I_0 \to$ 空白 $\to$ 得 A(空), $I_0 \to$ M 溶液 $\to$ 得 A, $l = 1$ cm, $E_{1\ cm}^{1\%} = [A - A(空)]/c_a$

    D. $I_0 \to$ 空白 $\to$ 得 A(空), $I_0 \to$ M 溶液 $\to$ 得 A, $l = 1.02$ cm, $E_{1\ cm}^{1\%} = [A - A(空)]/c_a$

9. 用波长相同的单色光测定甲、乙两个浓度不同的同一种有色物质,若甲溶液用厚度为 1 cm 的吸收池,乙溶液用厚度为 2 cm 的吸收池进行测定,结果吸光度相同,甲、乙两溶液的浓度的关系是 （ ）

    A. 甲与乙浓度相等   B. 乙的浓度是甲的 2 倍

    C. 甲的浓度是乙的 1/4   D. 甲的浓度是乙的 2 倍

10. 所谓荧光,即某些物质经入射光照射后,吸收了入射光的能量,从而辐射出比入射光

（ ）

    A. 波长长的光线   B. 波长短的光线

    C. 能量大的光线   D. 频率高的光线

11. 某些物质受到光照射时,除吸收某种波长的光之外,还会发射出比原来吸收波长更长的光,当激发光停止照射时,发光过程几乎立即停止($10^{-9} \sim 10^{-7}$ s),这种光称为

（ ）

    A. 荧光   B. 磷光   C. 拉曼光   D. 瑞利光

12. 荧光分光光度计需用单色器的个数是 （ ）

    A. 1   B. 2   C. 3   D. 4

13. 关于荧光效率,下列叙述错误的是 （ ）

    A. 具有长共轭的 $\pi \to \pi^*$ 跃迁的物质具有较大的荧光效率

    B. 分子的刚性和共平面性越大,荧光效率越大

    C. 顺式异构体的荧光效率大于反式异构体

    D. 共轭体系上的取代基不同,对荧光效率的影响也不同

14. 在测量分子荧光强度时,要在与入射光成直角的方向上进行测量,这是由于 （ ）

    A. 荧光是向各个方向发射的,为了减小透射光的影响

    B. 只有在与入射光成直角的方向上才有荧光

    C. 荧光强度比透射光强度小

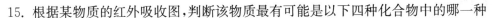

D. 荧光的波长比入射光波长长

15. 根据某物质的红外吸收图,判断该物质最有可能是以下四种化合物中的哪一种

（　　）

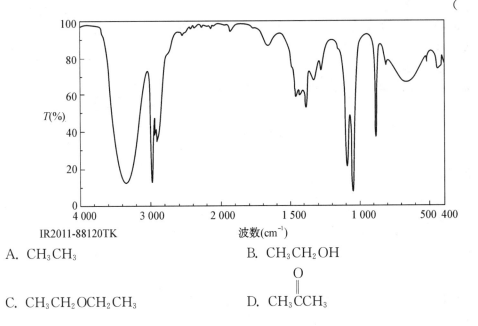

IR2011-88120TK　　　　　　　　波数(cm^{-1})

A. CH_3CH_3

B. CH_3CH_2OH

C. $CH_3CH_2OCH_2CH_3$

D. $CH_3\overset{\overset{O}{\|}}{C}CH_3$

三、填空题

1. 符合光吸收定律的有色溶液,当溶液浓度增大时,它的最大吸收峰位置_____,摩尔吸光系数_____。

2. 紫外—可见分光光度法适宜的检测波长范围是 $200\sim800$ nm,其中_____nm 为紫外光,此时用_____做光源,用_____材料的吸收池;其中_____nm 为可见光,此时用_____做光源,用_____材料的吸收池。

3. 在紫外—可见分光光度法中,标准曲线是_____和_____之间的关系曲线。当溶液符合比耳定律时,此关系曲线应为_____。

4. 一有色溶液,在比色皿厚度为 2 cm 时,测得吸光度为 0.340。如果浓度增大 1 倍时,其吸光度 $A=$_____,$T=$_____。

5. 色谱分离一定要涉及两相,一相是_____,一相是_____。所谓 HPLC 意指_____,GC 意指_____。

自测题参考答案

一、判断题

1. √　2. ×　3. ×　4. ×　5. ×　6. ×　7. √　8. ×　9. √　10. √

二、单选题

1. B　2. A　3. C　4. B　5. B　6. B　7. C　8. C　9. D　10. A　11. A　12. B
13. C　14. A　15. B

三、填空题

1. 不变　不变
2. 200～400　氢灯或氘灯　石英　400～800　钨灯或卤钨灯　玻璃
3. 吸光度　浓度　线性
4. 0.680　0.209
5. 固定相　流动相　高效液相色谱　气相色谱

习题参考答案

1. 名词解释（略）
2. A
3. B
4. B
5. A
6. C
7. 根据透光率可求出溶液的吸光度 A 为：

   $A = -\lg T = -\lg 0.300 = 0.523$

   由朗伯-比尔定律可得：

   $$\varepsilon = \frac{A}{cl} = \frac{0.523}{1.75 \times 10^{-5} \times 2} = 1.49 \times 10^4 \, (\text{L} \cdot \text{mol}^{-1} \cdot \text{mL}^{-1})$$

8. (1) 根据透光率可求出溶液的吸光度 A 为：

   $A = -\lg T = -\lg 0.716 = 0.145$

   (2) 由朗伯-比尔定律可得：

   $$\varepsilon = \frac{A}{cl} = \frac{0.145}{3.00 \times 10^{-5} \times 1} = 4.83 \times 10^3 \, (\text{L} \cdot \text{mol}^{-1} \cdot \text{mL}^{-1})$$

   (3) 当吸收池为 3 cm 时，根据朗伯-比尔定律可得：

   $A = \varepsilon cl = 4.83 \times 10^3 \times 3.00 \times 10^{-5} \times 3 = 0.435$

   则该溶液的透光率 T 为：

   $T = 10^{-A} = 10^{-0.435} = 0.367$

   $\therefore T\% = 0.367 \times 100\% = 36.7\%$

（杨　静）

第十章 有机化学概述

小 结

1. 现代有机化合物的定义为"碳氢化合物及其衍生物"。有机化学是研究有机化合物的结构、性质、合成、分离分析、应用及变化规律的一门学科。

2. 绝大多数有机化合物是以共价键相结合的,其特点可归纳为:同分异构现象普遍存在、可以燃烧、熔点和沸点低、难溶于水而易溶于有机溶剂、反应慢且产物复杂等。但这些特点都是相对而言的。

3. 在价键理论的基础上发展起来的杂化轨道理论,是我们学习有机化学理论的基础。有机化合物中常见的杂化轨道类型为 sp^3 杂化、sp^2 杂化和 sp 杂化。

共价键的参数包含键能、键长、键角、键的极性和极化等,这些参数决定了有机分子的结构特点和物理、化学性质。

分子间作用力的本质是静电作用力,主要包括取向力、诱导力、色散力(也称为范德华力)。有机化合物分子间还广泛存在着氢键和疏水作用等。

4. 同分异构现象是有机化合物的重要特征,有机化合物构造的表示方式主要有蛛网式、缩写式和键线式,它们是有机化合物分子立体模型的平面投影式。

5. 有机化合物有两种分类方法,即根据碳链骨架分类和根据官能团分类。

根据碳原子的连接方式可分为开链化合物、碳环化合物(脂环族化合物和芳香族化合物)、杂环化合物。

官能团是集中表现有机化合物化学性质的原子或基团,化合物的化学性质及一些物理性质是由分子中的官能团决定的,含有相同官能团的有机化合物具有相似的化学性质。研究有机化合物结构与性质的关系,是医学院校学生学习有机化学的首要任务。

6. 绝大多数的有机化学反应都与共价键的断裂和形成有关。共价键断裂的方式有两种:均裂与异裂。均裂后产生游离基(自由基),按均裂进行的反应叫做游离基反应;异裂后的产物为离子,按异裂进行的反应叫做离子型反应。除了游离基反应和离子型反应外,还有一大类反应称为周环反应(旧键断裂和新键形成在同一步骤中完成)。

7. 在有机化学反应中,常把有机化学反应中的两个反应物分别称为进攻试剂和被作用物(底物),如 $A+B \rightarrow C+D$。若 A 为有机物,B 为无机物,则一般称 B 为进攻试剂(简称试剂),称 A 为被作用物或底物;若 A 与 B 均为有机物,情况就比较复杂,一般小分子为进攻试剂者居多。

进攻试剂在离子型反应中一般分为亲核试剂和亲电试剂两种。由亲核试剂的进攻而引起的反应叫做亲核反应;由亲电试剂的进攻而引起的反应叫做亲电反应。

亲核试剂是一些能供给电子的试剂,如 ROH、NH_3、RNH_2(氧、氮原子上含有孤对电子)、OH^-、RO^-、CN^- 等。亲电试剂则是一些缺电子试剂(正离子试剂),如 H^+、Cl^+、Br^+、NO_2^+、RN_2^+、R_3C^+ 等。

8. 有机酸碱

酸碱质子理论的要点:酸是质子的给予体,碱是质子的接受体。酸释放质子后就变成它的共轭碱,碱与质子结合后就变成它的共轭酸。强酸的共轭碱为弱碱,弱酸的共轭碱为强碱,反之亦然。

酸碱电子理论的要点:酸是电子对的接受体,碱是电子对的给予体。酸碱反应是酸从碱接受一对电子,形成配位键,得到一个加合物。Lewis 酸是亲电试剂,Lewis 碱是亲核试剂。

自测题

一、判断题(正确的打"√",错误的打"×")

1. 同分异构现象只能在有机化合物之间出现,不能在无机化合物和有机化合物之间出现。 （　　）
2. 有机化合物分子中发生化学反应的主要结构部位是官能团。 （　　）
3. 共价键极性大小主要取决于成键原子的电负性之差。 （　　）
4. sp^3 杂化轨道的空间构型是正四面体,杂化轨道间的夹角为 $120°$。 （　　）
5. 碳卤键极化度大小顺序为:$C—F>C—Cl>C—Br>C—I$。 （　　）
6. 氯原子即为氯游离基。 （　　）
7. $C—Cl$ 键具有较强的极性,因此 CH_3Cl、CH_2Cl_2、$CHCl_3$ 和 CCl_4 的极性也依次增强。 （　　）
8. 共价键断裂的基本方式有均裂和异裂两种,与之对应的反应类型为自由基反应和离子反应。 （　　）
9. 当一个无机分子与一个有机分子发生反应时,通常把无机分子称为(进攻)试剂。 （　　）
10. CH_3^+ 为路易斯酸,同时也属于亲核试剂。 （　　）

二、单选题

1. 大多数有机化合物的结构中,都是以 （　　）
   A. 配位键结合　　　　　　　 B. 共价键结合　　　　　　　 C. 离子键结合
   D. 氢键结合　　　　　　　　 E. 非极性键结合
2. 下列物质中属于亲电试剂的是 （　　）
   A. H_2O　　　　　　　　　　 B. NH_3　　　　　　　　　　 C. OH^-
   D. $CH_3CH_2O^-$　　　　　　　 E. Br^+
3. 下列有机化合物中,属于杂环化合物的是 （　　）
   A. 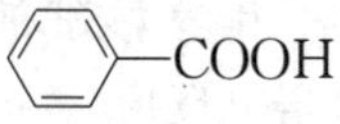 ⬡—COOH　　　　　　　　 B. 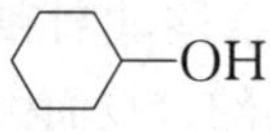 ⬡—OH　　　　　　　　 C. 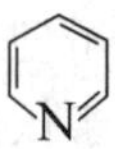 ⬡N
   D. 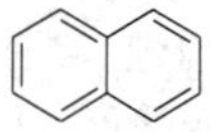 ⬡⬡　　　　　　　　　　 E. 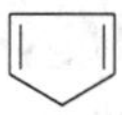 ⬠

4. 下列基团中属于游离基的是 　　　　　　　　　　　　　　　　　　　　　（　　）
   A. $(CH_3)_3C—$ 　　　　　　　　B. $(CH_3)_3C^+$ 　　　　　　　　C. Br^-
   D. $C_6H_5—$ 　　　　　　　　　　E. $CH_3·$

5. 下列化合物为非极性分子的是 　　　　　　　　　　　　　　　　　　　　（　　）
   A. CCl_4 　　　　　　　　　　　B. HI 　　　　　　　　　　　C. CH_3OCH_3
   D. $CH_3CH_2NH_2$ 　　　　　　　E. CH_3CHO

6. 碳卤键(a) C—F,(b) C—Br,(c) C—Cl,(d) C—I,按键的极性大小排列,顺序正确的
   为 　　　　　　　　　　　　　　　　　　　　　　　　　　　　　　　　（　　）
   A. (d)>(c)>(b)>(a) 　　　　　B. (d)>(b)>(c)>(a) 　　　　C. (a)>(c)>(b)>(d)
   D. (a)>(b)>(c)>(d) 　　　　　E. (c)>(b)>(d)>(a)

7. 共价键(a) N—H,(b) C—H,(c) O—H,(d) F—H,按键的极性由大到小排列顺序是
   　　　　　　　　　　　　　　　　　　　　　　　　　　　　　　　　　　（　　）
   A. (d)>(a)>(c)>(b) 　　　　　B. (b)>(a)>(c)>(d) 　　　　C. (a)>(c)>(d)>(b)
   D. (d)>(c)>(a)>(b) 　　　　　E. (c)>(b)>(a)>(d)

8. 下列物质中,能形成分子间氢键的是 　　　　　　　　　　　　　　　　　（　　）
   A. CH_3OCH_3 　　　　　　　　B. C_6H_6 　　　　　　　　　C. CH_3OH
   D. $CH_3CH_2N(CH_3)_2$ 　　　　E. CH_3COOCH_3

9. 下列物质中属于 Lewis 酸的是 　　　　　　　　　　　　　　　　　　　　（　　）
   A. $CH_3CH_2O^-$ 　　　　　　　B. $AlCl_3$ 　　　　　　　　　C. CH_3OCH_3
   D. $(CH_3CH_2)_2NH$ 　　　　　　E. CH_3O^-

10. 已知甲基碳正离子为平面空间构型,其中碳原子的杂化状态为 　　　　　（　　）
    A. sp 杂化 　　　　　　　　　　B. sp^2 杂化 　　　　　　　　C. sp^3 杂化
    D. sp^3 不等性杂化 　　　　　　E. 以上都不是

自测题参考答案

一、判断题

1. ✕　2. ✓　3. ✓　4. ✕　5. ✕　6. ✓　7. ✕　8. ✕　9. ✓　10. ✕

二、单选题

1. B　2. E　3. C　4. E　5. A　6. C　7. B　8. C　9. B　10. B

习题参考答案

1. 略。
2. 略。
3. 各组构造式中,每一组看似不同,实际上代表同一化合物。

4.（1）

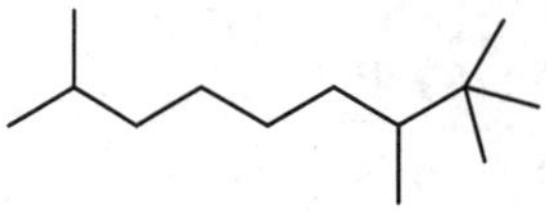

（2） 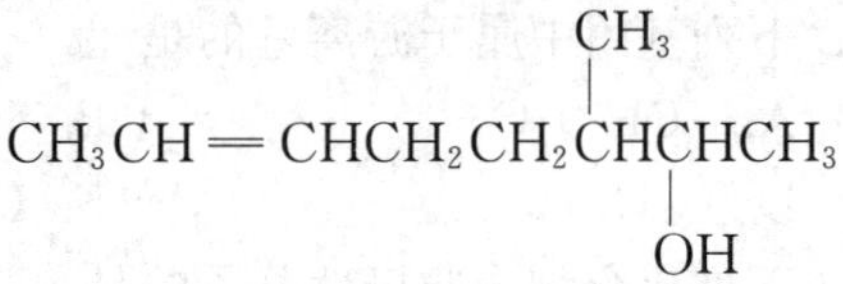 $CH_3CH = CHCH_2CH_2CH_2 \overset{\displaystyle CH_3}{\underset{\displaystyle \ \ OH}{\overset{|}{C}HCHCH_3}}$

（3）

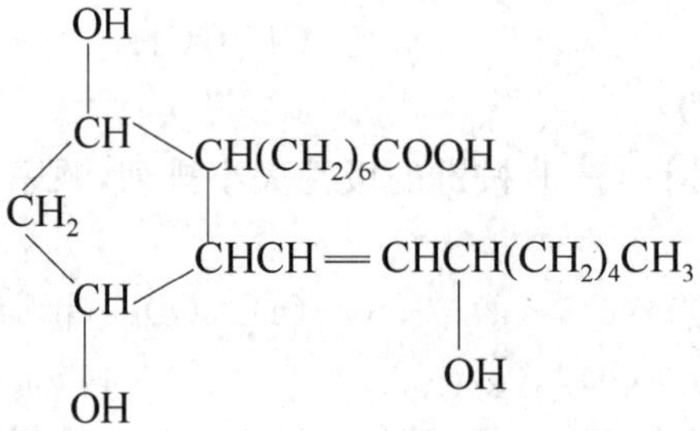

（4） $CH_3CH_2CH(CH_3)C \equiv CCH_2CH_3$

5. 第（1）、（2）、（4）组为同分异构体,第（3）组为同一化合物。

（姜慧君）

第十一章　链烃

小　结

1. 烷烃中碳原子都是 sp^3 杂化,分子中所有的键均为 σ 键,键角接近 $109°28'$;单烯烃中双键碳原子是 sp^2 杂化,键角为 $120°$,碳碳双键是由一个 σ 键和一个 π 键组成;单炔烃中叁键碳原子是 sp 杂化,键角为 $180°$,碳碳叁键则是由一个 σ 键和两个互相垂直的 π 键组成。

2. 构象异构的产生是由于单键的旋转,不同旋转角度对应不同构象,常用 Newman 投影式或锯架式表示不同构象,在各构象中能量最低的称为优势构象。

乙烷有两种典型构象:交叉式(优势构象)和重叠式。

丁烷有四种典型构象:对位交叉式(优势构象)、邻位交叉式、部分重叠式和完全重叠式。

3. 次序规则要点:①原子序数大的优先,同位素质量数大的优先;②如果直接相连原子的原子序数相同,则比较与之相连原子的原子序数,依此类推;③不饱和基团可看作是与 2 个或 3 个相同的原子相连。

4. 顺反异构必须同时具备以下两个条件:①分子中存在着限制原子自由旋转的因素;②每个不能自由旋转的原子连有两个不同的原子或基团。

5. 顺反异构构型的两种表示方法:①顺/反构型命名法:两个相同原子或基团处在双键同侧的称为顺式(cis),分处双键两侧的称为反式(trans);②Z/E 构型命名法:用次序规则确定双键两端碳原子上原子或基团的优先次序,两个优先的原子或基团在双键同侧为 Z 型,处在双键异侧为 E 型。

6. 普通命名法又称为习惯命名法,主要适用于 5 个碳原子以下的烷烃命名;系统命名法适用于所有有机化合物。

7. 烷烃命名:首先选择最长碳链为主链,若有多条碳链碳原子数相等,应选择取代基最多的一条碳链为主链;其次按照最低系列原则给主链编号(从靠近取代基一端开始编号,若有不同选择,选取次序规则中优先顺序小的基团编号小的方式);最后写出名称。

注意书写规范:先写取代基后写母体(某烷),主链碳数用天干(碳数不超过 10 个)或中文(碳数超过 10 个)表示;先用阿拉伯数字标明取代基位次,后写出其名称,位次与名称间用半字线隔开;不同取代基按优先顺序先小后大的顺序列出,相同取代基合并,位次间用","隔开。

8. 烯烃和炔烃的命名

(1) 含有单官能团化合物命名原则

选主链——选取包含官能团在内的最长碳链为主链,其余同烷烃;

编号——从临近官能团一侧开始编号,使得官能团编号尽可能小,其余同烷烃;

写出名称——先取代基后母体,写出化合物的系统名称。

（2）含有多官能团化合物命名原则

选择母体官能团——选出较优先的官能团做母体官能团；

选主链——选取包含母体官能团在内的（如有可能尽量包含次官能团）最长碳链为主链，其余参照单官能团化合物命名原则；

编号——从临近母体官能团一侧开始编号，使得其编号尽量小，其余参照单官能团化合物命名原则；

写出名称——先取代基后母体（母体官能团一般放在最后），写出化合物的系统名称。

9. 烷烃的化学性质比较稳定，一般情况下与强酸、强碱、常用氧化剂和还原剂均无反应。烷烃的主要化学反应是卤代反应，属于自由基链反应，一般包含链引发、链增长和链终止三个阶段，最终得到的是多种卤代产物的混合物。

10. 烯烃和炔烃的主要化学反应是催化加氢、亲电加成和氧化反应。

亲电加成反应的取向一般遵循马氏规则——不对称底物（烯烃或炔烃）和不对称亲电试剂反应时，试剂中带正电荷的部分总是加到底物中带部分负电荷的碳原子上（马氏规则也可表述为反应总是倾向于生成稳定的碳正离子中间体）。

烯烃和炔烃可以被高锰酸钾等氧化剂氧化，可以利用高锰酸钾褪色等进行鉴别，也可以根据产物结构推断原来烯烃或炔烃的结构。

炔烃有些特殊反应：直接和叁键碳原子相连的氢原子具有一定的活性，可被金属离子[如 $Ag(NH_3)_2NO_3$ 或 $Cu(NH_3)_2Cl$]取代而生成炔化物，此反应也可用于鉴别。

11. 诱导效应指的是因静电诱导作用而产生的碳链中碳原子上的电子云密度分布改变，分为 $+I$ 效应和 $-I$ 效应。凡电负性大于 H 者为吸电子基团，产生 $-I$ 效应；凡电负性小于 H 者为供电子基团，产生 $+I$ 效应。

诱导效应的特点是：沿着 σ 键传递；由近及远迅速减弱，3 个碳原子以后基本消失。

12. 二烯烃有三种类型：隔离二烯烃（两个双键相距超过一个碳原子，相互之间影响小，其性质类似于单烯烃）；聚集二烯烃（两个双键连在同一个碳原子上，这类二烯烃不够稳定）；共轭二烯烃（即单双键交替出现）。

13. 一个典型的共轭体系的形成应满足三个条件：形成共轭体系的原子共平面；至少有 3 个可以平行交叠的 p 轨道；有一定数量的供成键用的 p 电子。

共轭效应分为吸电子共轭效应（$-C$）和供电子共轭效应（$+C$）。共轭效应的特点是：它是沿着共轭链传递的；电量由近及远传递，基本上不减弱；电性是正负交替极化。

共轭效应分为 π-π 共轭、p-π 共轭、σ-p 超共轭和 σ-π 超共轭效应等。

自测题

一、判断题（正确的打"√"，错误的打"×"）

1. 单键碳原子、双键碳原子和叁键碳原子的杂化态一定分别为 sp^3、sp^2 和 sp。　　（　　）

2. 丁烷和异丁烷、顺-2-丁烯和反-2-丁烯都是构造异构体。　　　　　　　　（　　）

3. 分子式符合 C_nH_{2n} 的化合物一定是单烯烃。　　　　　　　　　　　　（　　）

4. 在有机化学反应中加氧和去氢的过程叫氧化,反之,加氢和去氧的过程叫还原。

                                                        (   )

5. 共轭效应与诱导效应一样都是沿碳链由近及远依次传递,所不同的是不随着距离的增加而减弱。

                                                        (   )

6. 顺/反和 Z/E 命名法均适用于表示顺反异构体的构型,而且顺和 Z,反和 E 分别代表同一异构体。

                                                        (   )

7. 所有烯烃的碳原子都采取 sp^2 杂化。   (   )

8. 炔烃都能与硝酸银氨溶液作用生成白色沉淀,而烯烃都不能。   (   )

9. 烯烃和炔烃都可以被酸性高锰酸钾氧化,产物不是羧酸就是二氧化碳。   (   )

10. 碳碳单键是由成键的两个碳原子各以一个杂化轨道沿其对称轴的方向相互重叠而成,属于 σ 键。

                                                        (   )

二、单选题

1. sp 杂化轨道的夹角为   (   )

    A. 180°   B. 120°   C. 109°28′

    D. 90°   E. 60°

2. 化合物 $CH_3CH_2CH(CH_3)C(CH_3)_2CH_2CH_3$ 的系统命名正确的是   (   )

    A. 癸烷   B. 3,4,4-三甲基己烷   C. 3,4-二甲基庚烷

    D. 3-甲基辛烷   E. 以上说法都不正确

3. 将下列基团按次序规则由大到小排列,正确的是   (   )

    ①—CH_2CH_3 ②—CH_2OH ③—CH_2NH_2 ④—CH_2Br ⑤—OH

    A. ⑤>④>③>②>①   B. ⑤>④>②>③>①   C. ①>②>③>④>⑤

    D. ④>③>②>①>⑤   E. ⑤>③>②>④>①

4. 下列操作过程中,哪一个可以得到氯代物   (   )

    A. 甲烷和氯气的混合物放置在室温和黑暗中

    B. 将氯气先用光照射,然后在黑暗中放置一段时间,再与甲烷混合

    C. 将氯气先用光照射,然后迅速在黑暗中与甲烷混合

    D. 将甲烷先用光照射,然后在黑暗中放置一段时间,再与氯气混合

    E. 将甲烷先用光照射,然后迅速在黑暗中与氯气混合

5. 烷烃 C_5H_{12} 中一个 H 被氯原子取代后的产物共有多少种   (   )

    A. 5   B. 4   C. 6

    D. 7   E. 8

6. 下列碳正离子中间体稳定性最高的是   (   )

    A. $\overset{+}{C}H_3$ B. $\overset{+}{C}(CH_3)_3$ C. $CH_2\overset{+}{C}H_3$

    D. $\overset{+}{C}H_2CH(CH_3)_2$ E. $\overset{+}{C}H(CH_3)_2$

7. 下列化合物分子中所有碳原子在同一平面上的是   (   )

    A. $CH_3CH_2CH_2CH_3$ B. $CH_2{=}CHCH_2CH_3$ C. $CH_3CH{=}CHCH_3$

    D. $CH_2{=}CHCH(CH_3)_2$ E. $CH_3CH(CH_3)CH_3$

8. 下述反应的反应机理是 （ ）

$$CH_3CH{=}CH_2 \xrightarrow{HBr} CH_3CHBrCH_3$$

    A. 亲核性取代反应   B. 亲电性取代反应   C. 亲核性加成反应

    D. 亲电性加成反应   E. 游离基加成反应

9. 1-戊烯-4-炔与 1 mol Br_2 反应后,其主要产物为 （ ）

    A. 3,5-二溴-1-戊烯-4-炔   B. 4,5-二溴-1-戊炔   C. 1,2-二溴-1,4-戊二烯

    D. 1,5-二溴-1,3-戊二烯   E. 以上答案都不正确

10. 下列化合物中,无顺反异构体的是 （ ）

    A. 2-丁烯酸   B. 2-甲基-2-丁烯   C. 2-丁烯醛

    D. 2-氯-2-丁烯   E. 2-丁烯

11. 下列化合物加入 $AgNO_3/NH_3$ 后有白色沉淀生成的是 （ ）

    A. $H_2C{=}CHCH_2CH_2CH_3$ B. $H_2C{=}CHCH{=}CHCH_3$

    C. $H_2C{=}CHCH_2CH{=}CH_2$ D. $HC{\equiv}CCH_2CH_2CH_3$

    E. $CH_3C{\equiv}CCH_2CH_3$

自测题参考答案

一、判断题

1. ✗   2. ✗   3. ✗   4. ✓   5. ✗   6. ✗   7. ✗   8. ✗   9. ✗   10. ✓

二、单选题

1. A   2. E   3. B   4. C   5. E   6. B   7. C   8. D   9. B   10. B   11. D

习题参考答案

1. (1) 2-甲基戊烷   (2) 2,2-二甲基丙烷

   (3) 2,2,3-三甲基丁烷   (4) 3-甲基-1-丁烯

   (5) 5-甲基-6-辛烯-1-炔   (6) 4-甲基-1-戊炔

   (7) 2,3,5-三甲基-1,4-己二烯   (8) 3-异丙基-1,6-庚二炔

   (9) 3,5-二甲基-1-庚烯-6-炔   (10) 2-甲基-1,3-丁二烯

   (11) 2,3-二甲基-5-乙基-1,3,5-庚三烯   (12) 反-2-硝基-2-丁烯

   (13) E-4-乙基-2-己烯   (14) Z-2-甲基-3-叔丁基-1,3-戊二烯

2.
$$\overset{sp}{CH}{\equiv}\overset{sp}{C}\overset{sp^3}{C}H_2\overset{sp^2}{C}H{=}\overset{sp^2}{C}H\overset{sp^2}{C}\overset{sp^3}{\underset{\underset{sp^2}{\overset{sp^3}{CH_3}}}{C}}\overset{sp^2}{\underset{sp^2}{C}}HCH{=}\overset{sp}{C}{=}\overset{sp^2}{C}H_2$$
其中支链 $\overset{sp^2}{CH_2}$

3. 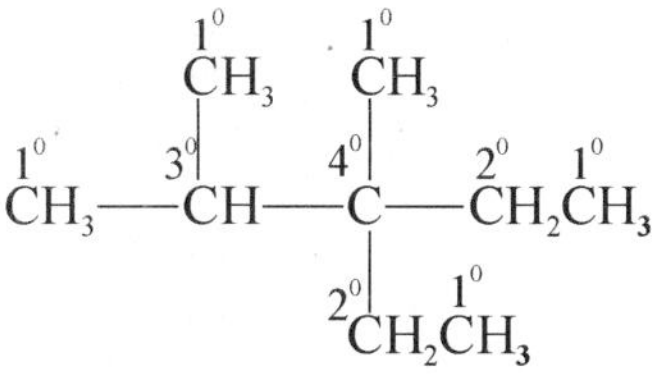
$$\overset{1^0}{CH_3}-\overset{3^0}{CH}-\overset{4^0}{C}-\overset{2^0}{CH_2}\overset{1^0}{CH_3}$$

with $\overset{1^0}{CH_3}$, $\overset{1^0}{CH_3}$ on top of the 4° carbon area and $\overset{2^0}{CH_2}\overset{1^0}{CH_3}$ below.

(structure)
$$\begin{array}{ccc} & \overset{1^0}{CH_3} & \overset{1^0}{CH_3} \\ \overset{1^0}{CH_3}-\overset{3^0}{CH}- & \overset{4^0}{C} & -\overset{2^0}{CH_2}\overset{1^0}{CH_3} \\ & \overset{2^0}{CH_2}\overset{1^0}{CH_3} & \end{array}$$

4. $CH_2{=}CHCH_2CH_2CH_3$ 　　　　$CH_3CH{=}CHCH_2CH_3$

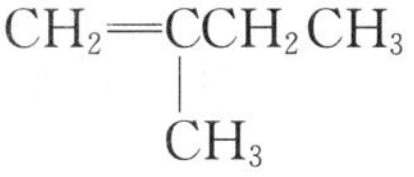

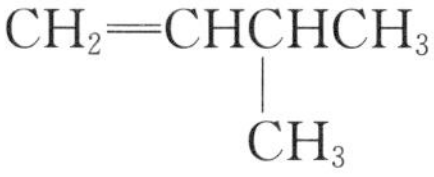

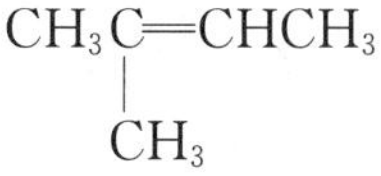

$CH_2{=}\underset{CH_3}{\overset{|}{C}}CH_2CH_3$ 　　　　$CH_2{=}CH\underset{CH_3}{\overset{|}{C}}HCH_3$ 　　　　$CH_3\underset{CH_3}{\overset{|}{C}}{=}CHCH_3$

5. (1) $CH_3CH_2CH_2CH_2CH_3$

(2) $(CH_3)_2CHCHClCH_3$

(3) $CH_3CH_2CH(CH_3)_2$

(4) $CH_3CH_2CH_2C{\equiv}CCu$

(5) $CH_3CH{=}CClCH_3$

(6) 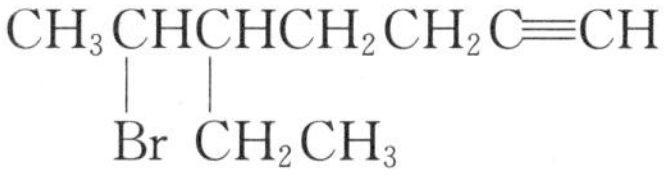 $CH_3\underset{Br}{\overset{|}{C}}H\underset{CH_2CH_3}{\overset{|}{C}}HCH_2CH_2C{\equiv}CH$

(7) $CH_3CHClCH{=}CH_2 + CH_3CH{=}CHCH_2Cl$

(8) 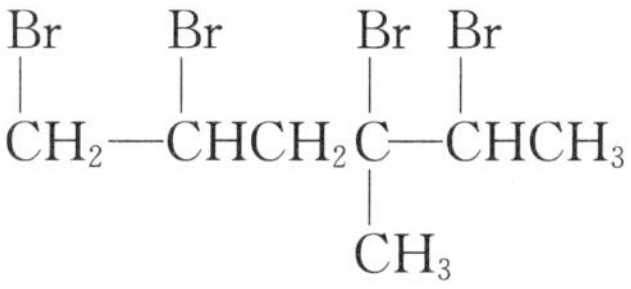 $\underset{Br}{\overset{|}{C}}H_2{-}\underset{Br}{\overset{|}{C}}HCH_2\underset{\overset{|}{CH_3}}{\overset{Br}{\overset{|}{C}}}{-}\underset{Br}{\overset{|}{C}}HCH_3$

(9) 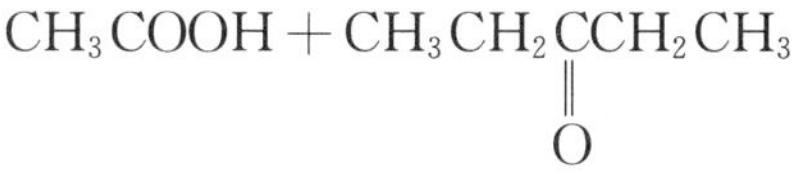 $CH_3COOH + CH_3CH_2\underset{\overset{\|}{O}}{C}CH_2CH_3$

(10) $CO_2 + HOOCCH_2CH(CH_3)_2$

6.

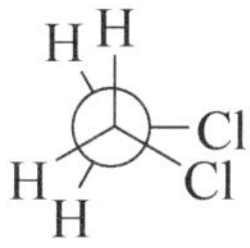

完全重叠式 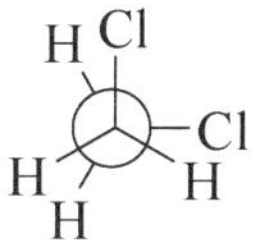　　　　部分重叠式

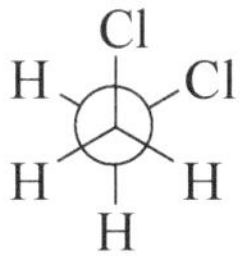

邻位交叉式 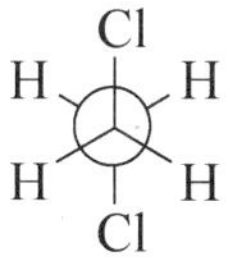　　　　对位交叉式
　　　　　　　　（优势构象）

7. (1) 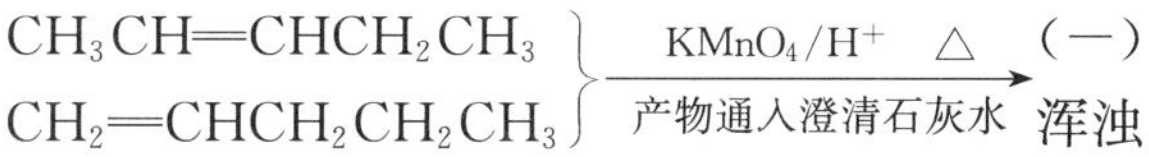
$$\left.\begin{array}{l} CH_3CH{=}CHCH_2CH_3 \\ CH_2{=}CHCH_2CH_2CH_3 \end{array}\right\} \xrightarrow[\text{产物通入澄清石灰水}]{KMnO_4/H^+ \quad \triangle} （一）\quad 浑浊$$

(2)
$$\left.\begin{array}{l} CH_3C{\equiv}CCH_2CH_3 \\ CH{\equiv}CCH_2CH_2CH_3 \end{array}\right\} \xrightarrow{AgNO_3/NH_3} \begin{array}{l}（一）\\ 白色\downarrow\end{array}$$

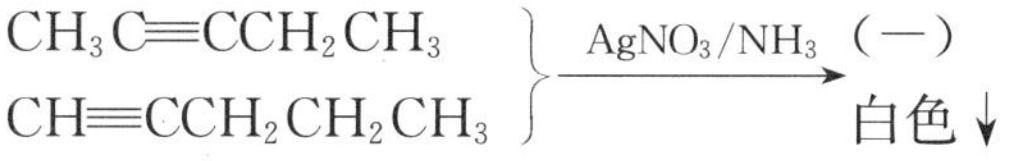

(3)

$$\left.\begin{array}{l} CH_3CHCH_2CH_3 \\ \quad\ \ | \\ \quad\ \ CH_3 \\ \\ CH\!\!\equiv\!\!CCHCH_3 \\ \qquad\ \ | \\ \qquad\ \ CH_3 \\ \\ CH_2\!\!=\!\!CHCHCH_3 \\ \qquad\quad\ | \\ \qquad\quad\ CH_3 \end{array}\right\} \xrightarrow{溴水} \begin{array}{l} （—） \\ 褪色 \\ 褪色 \end{array} \xrightarrow[\text{氨溶液}]{AgNO_3} \begin{array}{l} 白色↓ \\ （—） \end{array}$$

8. (1) $CH_2\!\!=\!\!CCH_2CH\!\!=\!\!CHCH_3$ 孤立二烯烃
               |
               CH_3

(2)
$$\begin{array}{ccccc} H & & & CH_3 \\ & \diagdown & & \diagup & \\ & C\!\!=\!\!C & & \\ & \diagup & & \diagdown & \\ H & & & H \\ & & C\!\!=\!\!C & & \\ & \diagup & & \diagdown & \\ CH_3 & & & H \end{array}$$
    共轭二烯烃

(3) $(CH_3)_2C\!\!=\!\!C\!\!=\!\!CCH_2CH_3$ 聚集二烯烃
                    |
                   CH_3

9. $CH_2\!\!=\!\!CHCH_2CH_3$ 和 $CH_3CH\!\!=\!\!CHCH_3$

10. A：$CH\!\!\equiv\!\!CCH(CH_3)_2$ B：$CH_2\!\!=\!\!CCH\!\!=\!\!CH_2$
                                           |
                                         CH_3

        C：$CHBr_2CBr_2CH(CH_3)_2$ D：$CH_2BrCBrCHBrCH_2Br$
                                                |
                                                CH_3

11. A：$CH_2\!\!=\!\!CCH_2CH_3$ B：$CH_3CCH_2CH_3$
                       | ‖
                     CH_3 O

12. A：$CH\!\!\equiv\!\!CCH_2CH_3$ B：$CH_2\!\!=\!\!CHCH\!\!=\!\!CH_2$

（朱 荔）

第十二章 环烃

小 结

1. 环烷烃命名和烷烃类似,只是母体名称改为"环某烷";一取代环烷烃在命名时,以环某烷为母体,前面加上烃基的名称;多取代环烷烃中,按"最低系列原则",如果有多种编号方式都满足"最低系列原则",则让优先次序小的取代基有较低的编号。

2. 环己烷有两种典型构象:椅式(优势构象)和船式。其中椅式构象中每个碳原子上有两个 C—H 键,与环平面垂直的称为直立键(又称竖键,a 键),与环平面成 $\pm 19.5°$ 的称为平伏键(又称横键,e 键)。

一取代环己烷中 e 键取代的为优势构象。多取代时,一般体积大的基团在 e 键能量较低。

3. 环烷烃与烷烃类似,可以发生自由基取代反应;含 3~4 个碳原子的小环,因环的张力较大,容易开环,可以发生加成反应。

小环开环加成规律:环的断裂总是发生在含氢最多和含氢最少的碳原子之间,加成方向遵循马氏规则。

环烷烃不能与酸性高锰酸钾溶液反应,借此可以区分环烷烃和烯烃。

4. 苯环上 6 个碳原子都是 sp^2 杂化,每个碳原子的 3 个 sp^2 杂化轨道分别形成 2 个 C—C σ键和 1 个 C—H σ键,由此构成平面正六边形的碳骨架,每个碳原子还有 1 个未参与杂化的 2p 轨道,平行重叠形成了稳定的闭合的共轭体系。共轭体系的电子高度离域,电子云完全平均化,因而每个碳原子周围的电子云密度都相等。

5. 单环芳烃的命名一般以苯作为母体,烃基作为取代基。对复杂的烃基,脂肪烃可作为母体,苯作为取代基。

多取代苯,都可用阿拉伯数字表示烃基在苯环上的位置,苯环的编号原则与环烷烃的编号原则基本一致。此外,二烃基苯还可用邻(o)、间(m)、对(p)表示取代基位次,三个相同取代基取代的苯,还可用偏、连、均表示取代基位次。

6. 苯系芳香烃的主要化学性质为苯环上的亲电取代反应及侧链的卤代和氧化反应。亲电取代反应包括卤代、硝化、磺化等。

当芳环上已有取代基时,芳香烃进行亲电取代反应的活性及取向由取代定位规律决定。

定位规律:邻、对位定位基主要使第二个取代基进入它的邻位和对位,反应比苯容易进行(卤素例外);间位定位基主要使第二个取代基进入它的间位,反应比苯难进行。

7. 苯环卤代与侧链卤代的反应条件不同,前者属于亲电取代反应,需铁粉或三氯(溴)化铁催化,后者属于游离基型取代反应,需光照或高温,侧链卤代优先发生在 α-碳原子上。

8. 烷基苯侧链氧化的氧化剂为酸性高锰酸钾、酸性重铬酸钾或稀硝酸,侧链有 α-氢的可被氧化成羧基。

自测题

一、判断题(正确的打"√",错误的打"×")

1. 戊烷、甲基环丁烷和 1,2-二甲基环丙烷属于同系物。　　　(　)
2. 萘、蒽、菲和苯一样属于芳香族化合物。　　　(　)
3. 苯环上的卤代和苯环侧链的卤代都是亲电取代反应。　　　(　)
4. 环烷烃都是平面形分子。　　　(　)
5. 环丙烷、环丁烷、环戊烷和环己烷都容易与亲电试剂发生加成反应。　　　(　)
6. 邻、对位定位基活化苯环,与之相反,间位定位基钝化苯环。　　　(　)

二、单选题

1. 下列化合物进行亲电取代反应的活性顺序,正确的是　　　(　)

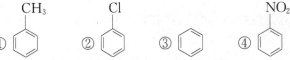

 A. ①>③>②>④>⑤   B. ①>②>③>④>⑤   C. ⑤>①>③>②>④
 D. ⑤>①>②>③>④   E. ③>①>②>④>⑤

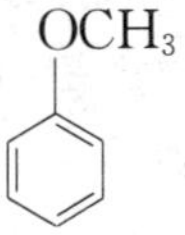

2. 下述反应产物正确的是　　　(　)

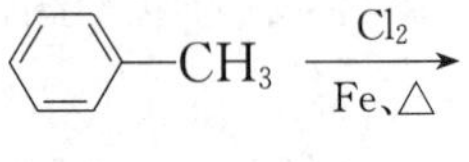

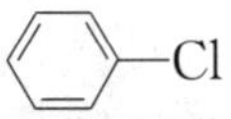

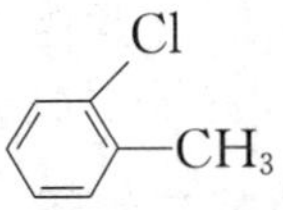

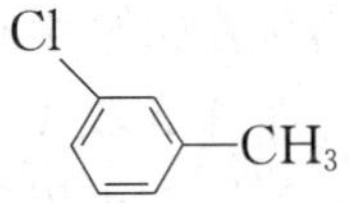

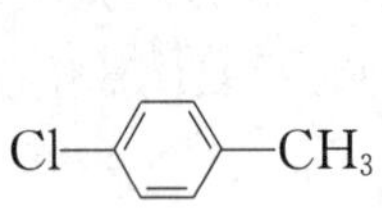

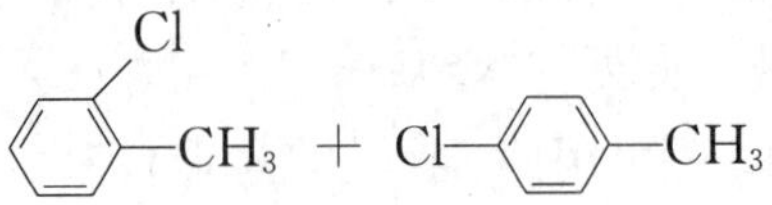

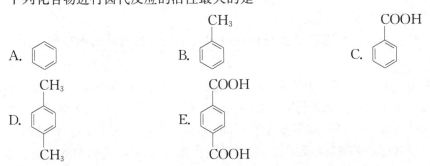

3. 下列化合物进行卤代反应的活性最大的是　　　(　)

4. 甲苯中的一个 H 被溴取代的结构异构体数目是 （ ）

    A. 两种   B. 三种   C. 四种

    D. 五种   E. 六种

5. 下列基团属于间位定位基的是 （ ）

    A. —NH_2 B. —OCH_3 C. —Cl

    D. —OCCH$_3$ E. —COCH$_3$
        ‖   ‖
        O   O

6. 用化学方法鉴别苯、乙苯、苯乙烯和苯乙炔,需要用到哪些试剂 （ ）

    A. 银氨溶液,溴化氢,过氧化氢   B. 溴水,碘甲烷,酸性高锰酸钾溶液

    C. 银氨溶液,酸性高锰酸钾溶液,溴水   D. 酸性高锰酸钾溶液,溴化氢,氢气/镍

    E. 浓硫酸,浓硝酸,重铬酸钾

7. 鉴别丙烷和环丙烷可以选用下列哪个试剂 （ ）

    A. $KMnO_4$ B. HBr   C. HCl

    D. Br_2/H_2O E. Cl_2

8. 下列各式中,哪个是顺式-1-甲基-4-乙基环己烷的优势构象 （ ）

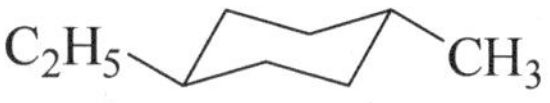

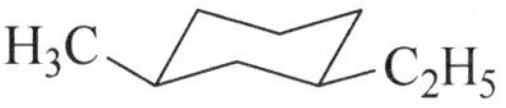

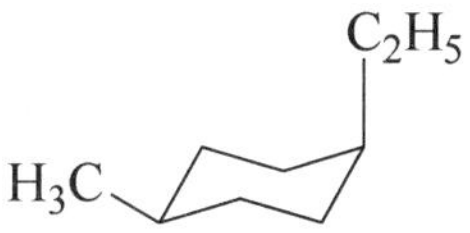

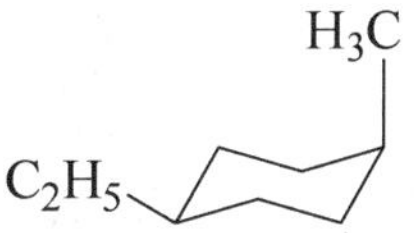

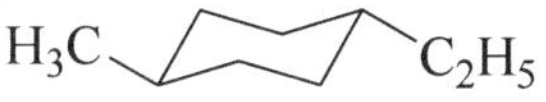

9. 化合物甲能够①催化加氢生成乙基环己烷;②与 2 mol Br_2 加成;③$KMnO_4/H^+$ 溶液氧化后生成 β-羧基(—COOH)己二酸,则甲的结构为 （ ）

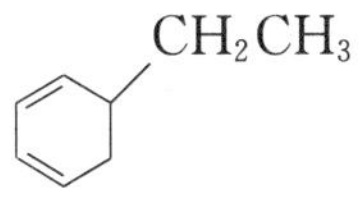

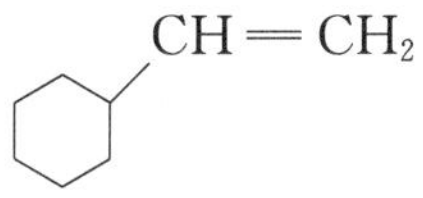

10. 用系统命名法命名下述化合物,正确的是 （ ）

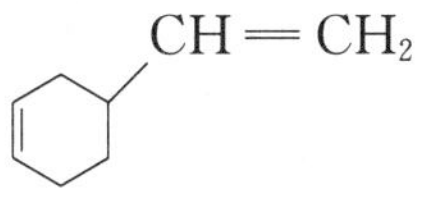

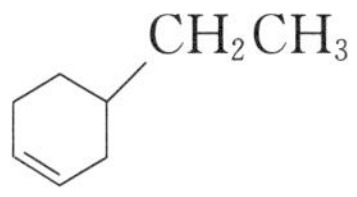

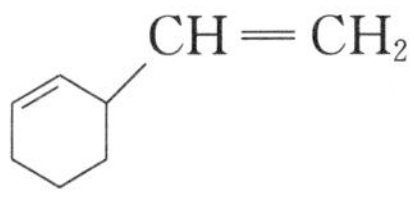

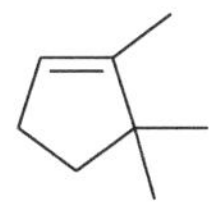

    A. 1,2,2-三甲基-1-环戊烯   B. 1,1,2-三甲基-2-环戊烯

    C. 2,3,3-三甲基-1-环戊烯   D. 1,5,5-三甲基-1-环戊烯

    E. 上述答案均不正确

11. 下列化合物的一氯代物没有同分异构体的是 （ ）

    A. 1,2-二甲基环戊烷   B. 丁烷   C. 2-甲基丙烷

    D. 环丁烷   E. 上述答案均不正确

12. 比较苯和甲苯,下列叙述不正确的是 （ ）

    A. 都属于芳香烃   B. 都能在空气中燃烧

C. 都能发生芳环上的亲电取代反应 　　　D. 都易和酸性高锰酸钾反应

E. 上述答案均不正确

自测题参考答案

一、判断题

1. ✗　2. ✓　3. ✗　4. ✗　5. ✗　6. ✗

二、单选题

1. C　2. E　3. D　4. C　5. E　6. C　7. D　8. E　9. B　10. D　11. D　12. D

习题参考答案

1. (1) 2-甲基-4-环丙基戊烷　　　　　　(2) 1-甲基-3-异丙基环丁烷

　(3) 顺-1-乙基-2-丙基环己烷　　　　　(4) 乙苯

　(5) 1-氯萘　　　　　　　　　　　　(6) 2,4,6-三硝基甲苯

　(7) 2,4-二氯甲苯　　　　　　　　　(8) 2-硝基-4-溴乙苯

　(9) 4-甲基-5-苯基-2-戊烯　　　　　　(10) 蒽

　(11) 反-1,3-二氯环戊烷　　　　　　　(12) 菲

　(13) 5,5-二甲基-1,3-环戊二烯　　　　(14) 1,2,3,3-四甲基环己烯

2. (1) π-π 共轭效应　　　　　　　　　(2) π-π 共轭效应

　(3) σ-π 超共轭效应、π-π 共轭效应　(4) p-π 共轭效应、π-π 共轭效应

3.

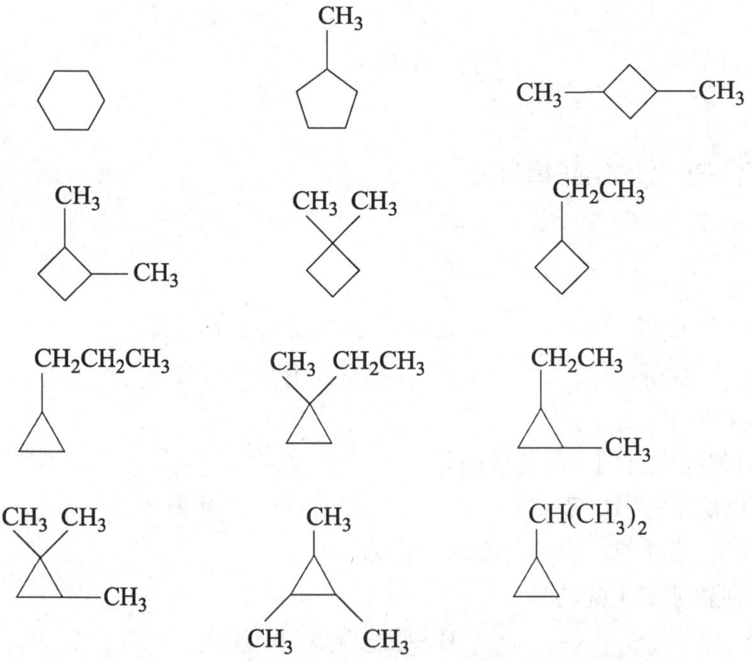

4. (1)

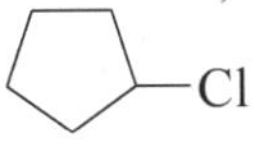

(2) $CH_3CH_2CH_2C(CH_3)_2$
           |
           Br

(3)

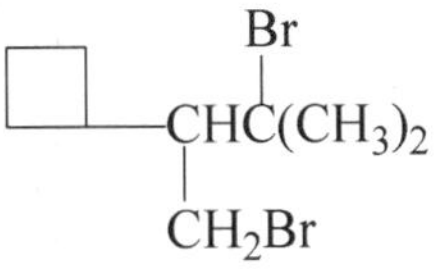

(4) $HOOC(CH_2)_4COOH$

(5)

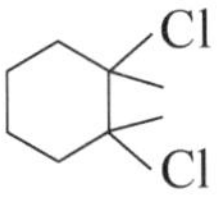

(6) $=O+CH_3CH_2COOH$

(7) $-CHClCH_3$

(8) $-CH_3 + CH_3-$$-SO_3H$

(9) $-CH(CH_3)_2 + Br-$$-CH(CH_3)_2$

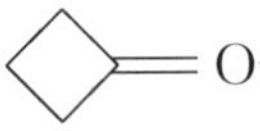

(10) $(H_3C)_3C-$$-COOH$

(11)

(12) $-CCl_3$

(13) $-CHCH_3$
                      |
                      Br

(14) $-C\equiv CAg$

5. (1) $CH_3$$CH_3$ (2) $CH_3-$$-C(CH_3)_3$ (3)

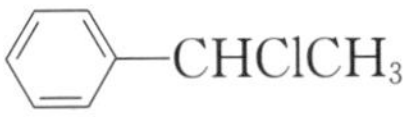

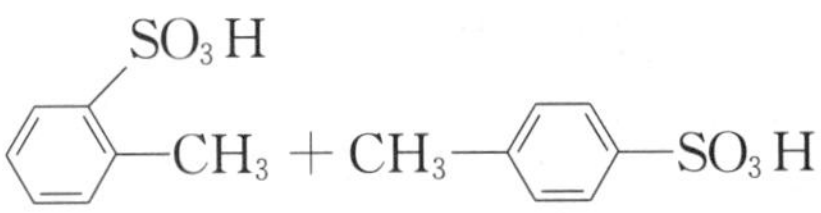

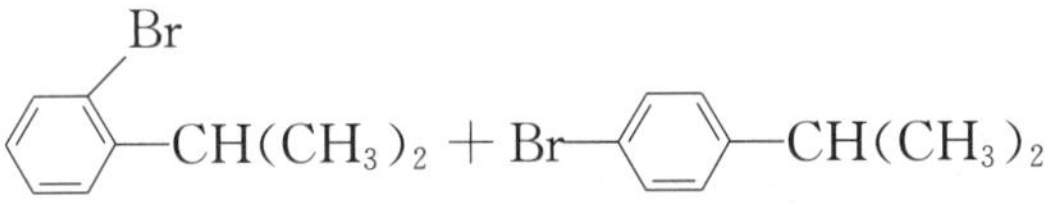

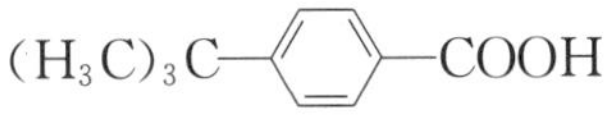

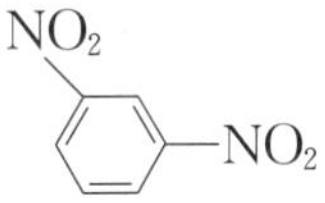

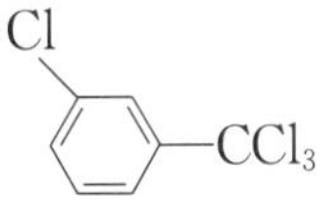

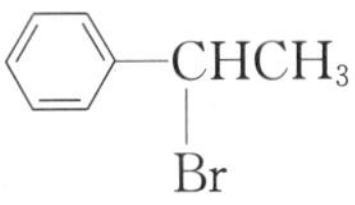

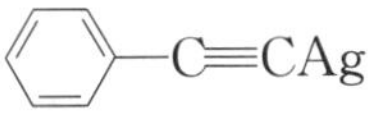

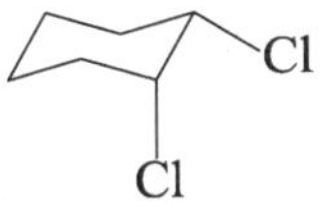

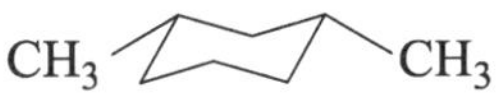

6. (1) 苯 (2) 甲苯

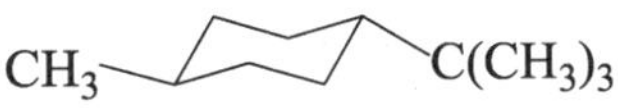

7. (1) $-CH_2CH_3$ (2) $-Br$

(3) $-NHCH_3$ (4) $-COOH$

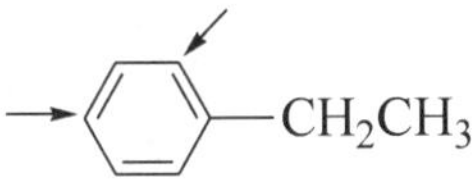

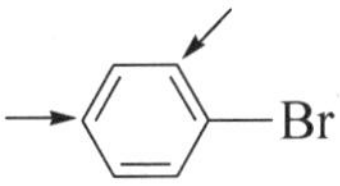

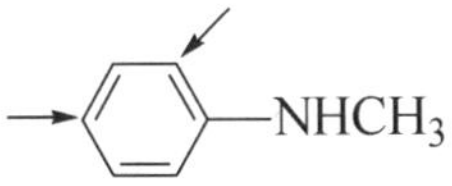

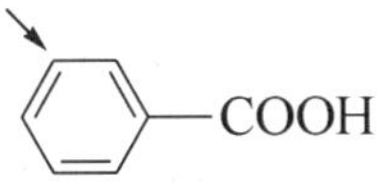

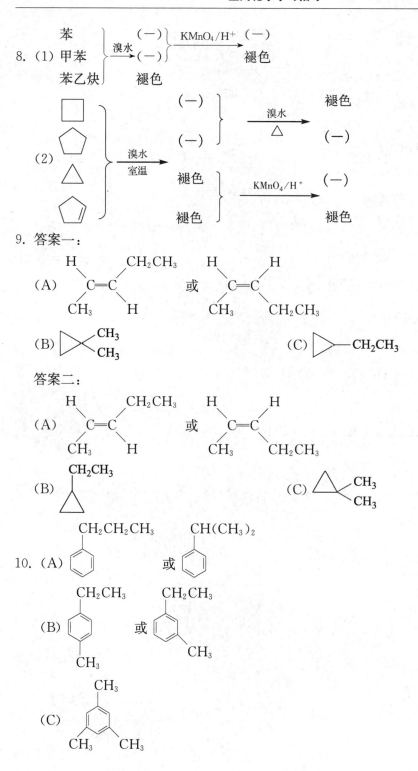

8. (1)
$$\left.\begin{matrix}\text{苯}\\\text{甲苯}\\\text{苯乙炔}\end{matrix}\right\}\xrightarrow{\text{溴水}}\begin{matrix}（-）\\（-）\\\text{褪色}\end{matrix}\left.\right\}\xrightarrow{KMnO_4/H^+}\begin{matrix}（-）\\\text{褪色}\end{matrix}$$

(2)

9. 答案一：

(A)

或

(B)

(C)

答案二：

(A)

或

(B)

(C)

10. (A)

或

(B)

或

(C)

（朱　荔）

第十三章　旋光异构

小　结

1. 区分几组概念：构造异构、构型异构和构象异构；对映异构和旋光异构；旋光度和比旋光度；旋光性和手性；左旋和右旋；（＋）和（－）；d 和 l；对映体和非对映体；D/L 构型标记；R/S 构型标记；外消旋体和内消旋体。

2. 手性分子：物质的分子与其镜像不能完全重叠，它们之间相当于人的左手与右手的关系，这种特征被称为物质的手性。具有手性的分子称为手性分子。

3. 通过分子中的对称因素（对称面和对称中心）可以判断分子的手性。

通常，具有对称面和对称中心的分子是非手性的，该分子无旋光性，也无旋光异构体。

4. 手性碳原子：连有 4 个不相同原子或基团的碳原子称为手性碳原子，用 *C 表示。

5. 旋光性物质：平面偏振光通过某些物质时，能使偏振光的振动平面发生旋转的性质称为旋光性。

6. 比旋光度：旋光度 α 和比旋光度 $[\alpha]_\lambda^t$ 是衡量物质旋光能力的大小的物理常数。旋光度是指旋光性物质使偏振光的振动平面旋转的度数；比旋光度则是在规定的温度下，使用一定波长的光源，物质的浓度为 1 g/mL，盛液管长度为 1 dm 时测得的旋光度。

比旋光度是旋光物质的一个物理常数，旋光度按旋光方向分为右旋和左旋，分别用（＋）和（－）或 d 和 l 表示。

7. 对映体：彼此呈实物与镜像的对映关系，但又不能完全重叠的一对旋光异构体称为对映异构体，简称对映体。分子有手性，就存在对映异构体。对映异构体的物理性质和化学性质（不涉及手性试剂、手性环境）一般都相同，比旋光度大小相等，但旋光方向相反。

8. 外消旋体：等量对映体的混合物称为外消旋体，通常用"±"表示。外消旋体无旋光性，外消旋体与其左/右旋体的物理性质有差异。

含有一个手性碳原子的化合物，由于不具有对称面和对称中心，所以一定具有旋光性；有两个旋光异构体，一个为左旋体，一个为右旋体，是一对对映异构体。等量对映体混合组成外消旋体。

9. 费歇尔投影式的书写方法：横、竖两条直线的交点代表手性碳原子，位于纸平面上，横线表示与手性碳相连的两个键指向纸平面的前方，竖线表示指向纸平面的后方，即"横前竖后"。

10. 旋光异构体构型的标记方法：

D/L 相对构型标记法：以甘油醛作为标准化合物，规定甘油醛的标准 Fischer 投影式中羟基在碳链右边的为 D-构型，羟基在碳链左边的为 L-构型。

R/S 绝对构型标记法：按照次序规则，将手性碳原子上的四个原子或基团按照优先次序排列,将优先次序最小的原子或基团放在离眼睛最远的位置,其余三个原子或基团放在离眼睛最近的平面上,若其余三个基团由大到小按顺时针方向排列,则为 R-构型;反之,则为 S-构型。

构型 D/L、R/S 与旋光方向(+)、(-)无必然联系。D/L、R/S 是构型标记方法,而(+)、(-)表示旋光方向,可通过旋光仪测定。

11. 分子的手性是分子产生旋光性的根本原因:分子中含有手性碳原子,未必就是手性分子(如内消旋体酒石酸);分子中不含有手性碳原子,未必不是手性分子(如 2,3-戊二烯);手性碳原子是使一个分子可能存在手性的最常见的原因;分子中如果只有一个手性碳原子,该分子一定是手性分子。

自测题

一、判断题(正确的打"√",错误的打"×")

1. D 型物质为右旋物质,L 型物质为左旋物质。 ( )

2. 含有手性碳的化合物一定具有旋光性。 ( )

3. 外消旋体和内消旋体都是没有旋光性的化合物。 ( )

4. 手性分子与其镜像互为对映异构体。 ( )

5. 费歇尔投影式中,横线表示与手性碳相连的两个键指向纸平面的后方,竖线表示指向纸平面的前方,即"横前竖后"。 ( )

6. 2,3-二氯丁烷的旋光异构体是 4 个。 ( )

7. 2,3-戊二烯是不含手性碳原子的手性化合物。 ( )

8. 标记化合物的 D、L 构型时应先将费歇尔投影式转换成标准费歇尔投影式才可判断。 ( )

二、单选题

1. 2-氯-3-溴丁二酸可能的旋光异构体数目是 ( )
   A. 2   B. 3   C. 4
   D. 5   E. 6

2. 化合物含有 4 个手性碳原子,其旋光异构体的数目 ( )
   A. 至少 16 个   B. 至多 16 个   C. 有 16 个
   D. 必少于 16 个   E. 以上选项都不正确

3. 下列化合物可能存在内消旋体的是 ( )

   A. 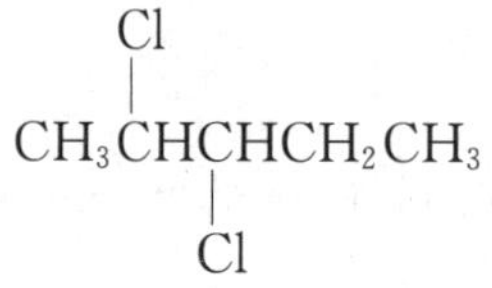 $CH_3CHCHCH_2CH_3$ (含 Cl 和 Cl 取代基)
   B. 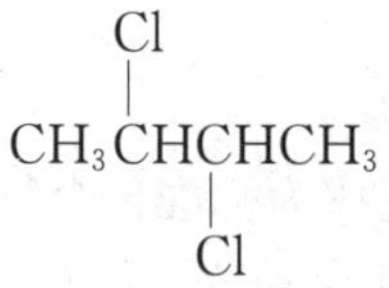 $CH_3CHCHCH_3$ (含 Cl 和 Cl 取代基)
   C. 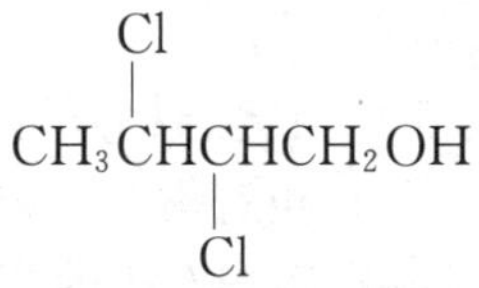 $CH_3CHCHCH_2OH$ (含 Cl 和 Cl 取代基)

D. $\underset{\underset{Cl}{|}}{\overset{\overset{Cl}{|}}{CH_3CHCHCH_2CH_3}}$　　　　E. $\underset{\underset{CH_2OH}{|}}{\overset{\overset{Cl}{|}}{CH_3CHCHCH_3}}$

4. 下列化合物中属于 D 构型的是　　　　　　　　　　　　　　　　（　　）

A. $H_3C\underset{\underset{H}{|}}{\overset{\overset{CHO}{|}}{\rule{3em}{0.4pt}}}OH$　　　　B. $H\underset{\underset{OH}{|}}{\overset{\overset{CH_3}{|}}{\rule{3em}{0.4pt}}}CH_2CH_2Cl$　　　　C. $H\underset{\underset{OH}{|}}{\overset{\overset{CH_3}{|}}{\rule{3em}{0.4pt}}}CHO$

D. $HOOC\underset{\underset{CH_3}{|}}{\overset{\overset{H}{|}}{\rule{3em}{0.4pt}}}OH$　　　　E. $H\underset{\underset{CH_3}{|}}{\overset{\overset{OH}{|}}{\rule{3em}{0.4pt}}}CHO$

5. $\underset{\underset{CH_3}{|}}{\overset{\overset{COOH}{|}}{H\rule{2em}{0.4pt}Cl}}\underset{}{H\rule{2em}{0.4pt}Cl}$ 与 $\underset{\underset{CH_3}{|}}{\overset{\overset{COOH}{|}}{H\rule{2em}{0.4pt}Cl}}\underset{}{Cl\rule{2em}{0.4pt}H}$ 互为　　　　　　　　　　　（　　）

A. 构造异构体　　　　　B. 对映异构体　　　　　　C. 构象异构体

D. 非对映异构体　　　　E. 同一物质

6. 下列化合物中既能产生旋光异构，又能产生顺反异构的是　　　　　　（　　）

A. $\underset{\underset{Cl}{|}}{\overset{\overset{CH_3}{|}}{H_3C\rule{1em}{0.4pt}C\rule{1em}{0.4pt}CH_3}}$　　　　　　　　B. $\overset{\overset{Cl}{|}}{H_3C\rule{1em}{0.4pt}CHCH=CH\rule{1em}{0.4pt}CH_3}$

C. $\underset{\underset{Cl}{|}}{CH_3CH_2CHCH_3}$　　　　　　　　D. $\overset{\overset{Cl}{|}}{CH_3CH_2C=CHCH_2CH_3}$

E. $\underset{\underset{CH_3}{|}}{\overset{\overset{Cl}{|}}{CH_3CCH=CHCH_3}}$

7. (a) $\underset{\underset{Br}{|}}{\overset{\overset{H}{|}}{F\rule{2em}{0.4pt}Cl}}$　(b) $\underset{\underset{H}{|}}{\overset{\overset{Br}{|}}{F\rule{2em}{0.4pt}Cl}}$　(c) $\underset{\underset{Br}{|}}{\overset{\overset{F}{|}}{H\rule{2em}{0.4pt}Cl}}$　(d) $\underset{\underset{Cl}{|}}{\overset{\overset{F}{|}}{H\rule{2em}{0.4pt}Br}}$　(e) $\underset{\underset{F}{|}}{\overset{\overset{Cl}{|}}{H\rule{2em}{0.4pt}Br}}$

以上各式完全等同的是　　　　　　　　　　　　　　　　　　　　（　　）

A.（a）和（b）　　　　　B.（a）和（c）　　　　　　C.（a）和（d）

D.（a）和（e）　　　　　E.（c）和（d）

8. 对于物质 $HOOC\underset{\underset{H}{|}}{\overset{\overset{CH_2SH}{|}}{\rule{3em}{0.4pt}}}NH_2$ 的描述正确的是　　　　　　　（　　）

A. D-半胱氨酸　　　　　B. L-半胱氨酸　　　　　　C. R-半胱氨酸

D. Z-半胱氨酸   E. E-半胱氨酸

9. 下列化合物中具有旋光性的是   (   )

A. 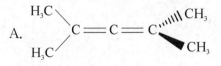   B. $\overset{CH_3}{\underset{Cl}{F-\overset{|}{\underset{|}{C}}-Cl}}$

C. 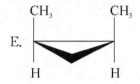   D. $(CH_3)_2\underset{\underset{CH_3}{|}}{CH}CH_2CH_3$

E.

自测题参考答案

一、判断题

1. ✕   2. ✕   3. ✕   4. ✓   5. ✕   6. ✕   7. ✓   8. ✓

二、单选题

1. C   2. B   3. B   4. C   5. D   6. B   7. C   8. A   9. C

习题参考答案

1. 略。

2. (1) 没有

(2)

(2R,3R)-2,3,4-三羟基丁醛   (2S,3R)   (2R,3S)

(3) 没有

(4)

(2R,3S)-2,3-二溴丁二酸   (2S,3S)   (2R,3R)

3. (1) R   (2) S   (3) 2R,3S   (4) 2R,3R

4. (2) D-(−)-甘油酸是正确的

5.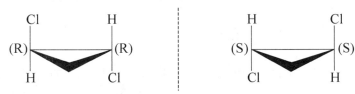

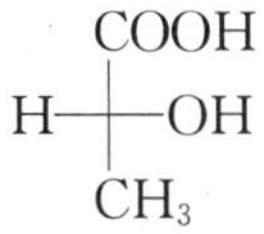

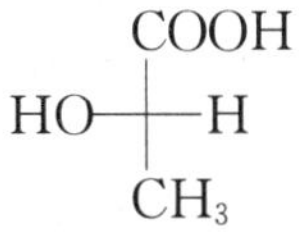

　　R-乳酸　　　　S-乳酸

6. 1,2-二氯环丙烷有四种异构体,构型如下:

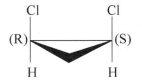

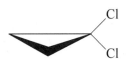

（张振琴）

第十四章　卤代烃

小　结

卤代烃作为有机合成的中间体,在有机化学中具有重要作用,不同类型的卤代烃反应活性不同。

1. 根据卤代烃分子中烃基的不同,卤代烃可分为脂肪族卤代烃(饱和卤代烃和不饱和卤代烃)、脂环族卤代烃和芳香族卤代烃。

饱和卤代烃可分为伯卤代烃、仲卤代烃和叔卤代烃。

不饱和卤代烃可分为乙烯型卤代烃、烯丙基型卤代烃和孤立型卤代烃。

卤代芳烃可分为苯基型卤代烃、苄基型卤代烃和孤立型卤代烃。

2. 简单卤代烃命名可命名为"某烃基卤"或"卤代某烃"。复杂的卤代烃用系统命名法命名,选择主链时,把与卤原子直接相连的碳原子尽可能选入主链,但编号时,卤原子只作为取代基。

有些卤代烃常用俗名,如氯仿($CHCl_3$)、碘仿(CHI_3)等。

3. 卤代烃的取代反应:卤代烃可与 NaOH 或 KOH 水溶液、KCN 或 NaCN 醇溶液、$AgNO_3$、NH_3 等亲核试剂发生亲核取代反应,分别生成醇、腈、硝酸酯和胺等物质。

4. 卤代烃的消除反应:卤代烃与 NaOH 或 KOH 的醇溶液共热,脱去卤化氢生成烯烃。

卤代烃的消除反应遵循查依采夫规则:主要产物为双键碳原子上连有最多烃基的烯烃。消除反应的反应速率顺序:叔卤代烷>仲卤代烷>伯卤代烷。

卤代烯烃或卤代芳烃的消除反应的产物以共轭烯烃为主。

5. 三类卤代烯烃卤原子的亲核取代反应活性顺序:烯丙基型卤代烃>一般型卤代烃>乙烯型卤代烃。三类卤代芳烃卤原子的亲核取代反应活性顺序:苄基型卤代烃>一般型卤代烃>苯基型卤代烃。

自测题

一、判断题(正确的打"√",错误的打"×")

1. 氯仿的分子式是 CH_3Cl。　　　　　　　　　　　　　　　　　　　　　　(　　)

2. 丙烯基溴是不饱和卤代烃,也属于烯丙基型卤代烃。　　　　　　　　　　(　　)

3. 氯乙烷与氢氧化钠水溶液反应可生成乙烯。　　　　　　　　　　　　　(　　)

4. 氯苯中存在 p - π 共轭效应。　　　　　　　　　　　　　　　　　　　　(　　)

5. 烃基相同、卤素不同的卤代烃发生亲核取代反应的活性顺序为:碘代烃>溴代烃>氯代烃。　　　　　　　　　　　　　　　　　　　　　　　　　　　　　　(　　)

6. 下列卤代芳烃与硝酸银反应的活性顺序为：氯化苄＞氯苯＞1-氯-2-苯丙烷。（　　）
7. 卤代烃的 α-碳原子带部分正电荷，易受亲核试剂的进攻。（　　）
8. $C_6H_5CHClCH_3$ 的正确名称是 1-苯基-1-氯乙烷。（　　）
9. 烯丙基型卤代烃和苄基型卤代烃亲核取代反应活性高的主要原因是反应中间体烯丙基碳正离子和苄基碳正离子的正电荷分散使碳正离子稳定。（　　）
10. 伯、仲、叔卤代烃脱卤化氢反应的活性顺序为伯卤代烃＞仲卤代烃＞叔卤代烃。（　　）

二、单选题

1. 结构式如下的化合物中，(a)、(b)、(c)三个氯在碱溶液中进行水解时，下面叙述正确的是（　　）

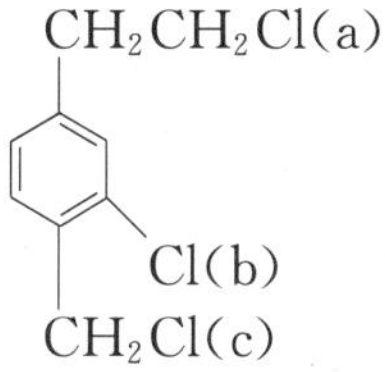

A. (a)与(c)相当　　B. (b)最易　　C. (a)、(b)、(c)相当
D. (c)最易　　E. (a)最易

2. 下列化合物可称为 1,1-二氯甲基苯的是（　　）

A. 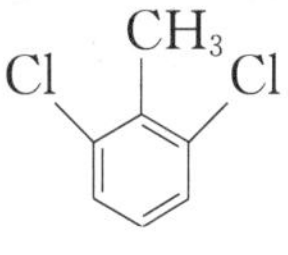

B. 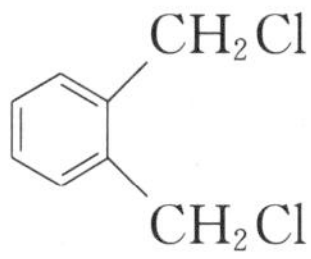

C. 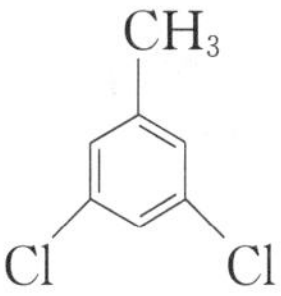

D. 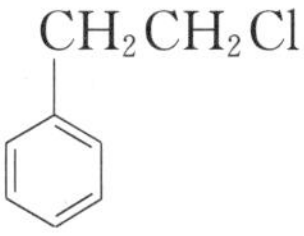

E. 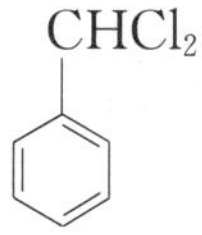

3. 下列化合物与 $AgNO_3$ 的醇溶液反应生成白色沉淀，由易到难的正确顺序是（　　）

(a) 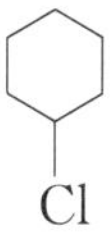

(b)

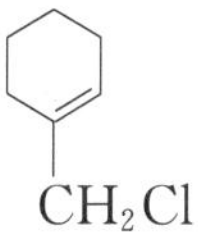

(c) 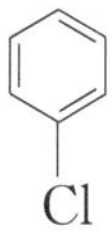

(d) CH_3CH_2Cl

A. (d)＞(c)＞(b)＞(a)　　B. (a)＞(d)＞(b)＞(c)　　C. (c)＞(d)＞(b)＞(a)
D. (b)＞(c)＞(a)＞(d)　　E. (b)＞(a)＞(d)＞(c)

4. 下列推断中，正确的是（　　）

A. $(C_2H_5)_2CBrCH_3$ 消除反应的主要产物是$(C_2H_5)_2C{=}CH_2$

B. 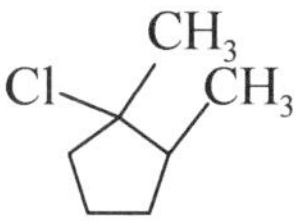

消除反应的主要产物是 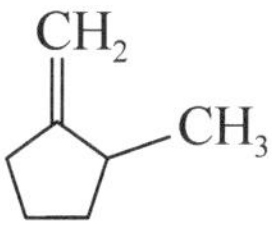

C. 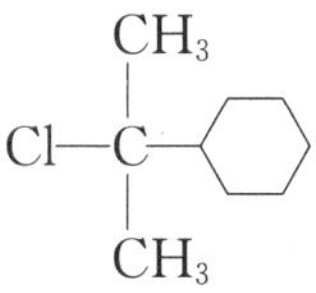

消除反应的主要产物是 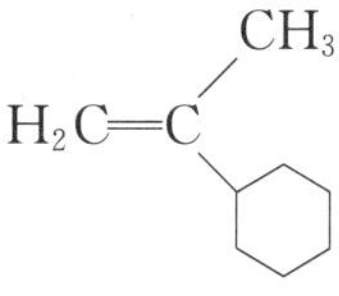

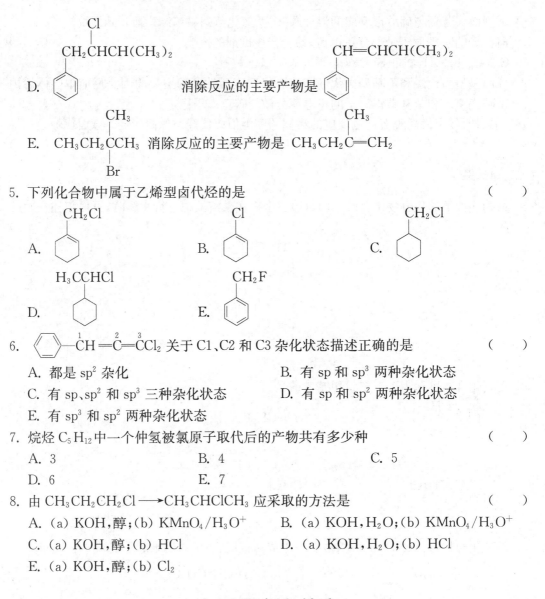

D. CH₂CHCH(CH₃)₂ （Cl, 苯基）消除反应的主要产物是 CH═CHCH(CH₃)₂（苯基）

E. CH₃CH₂—C(CH₃)(Br)—CH₃ 消除反应的主要产物是 CH₃CH₂—C(CH₃)═CH₂

5. 下列化合物中属于乙烯型卤代烃的是 （　　）

A. （环己烯-CH₂Cl）　　　B. （环己烯-Cl）　　　C. （环己烷-CH₂Cl）

D. （环己烷-CHClCH₃，H₃C）　　　E. （苯-CH₂F）

6. （苯基）—¹CH═²C═³CCl₂ 关于 C1、C2 和 C3 杂化状态描述正确的是 （　　）

A. 都是 sp^2 杂化　　　　　　　　B. 有 sp 和 sp^3 两种杂化状态

C. 有 sp、sp^2 和 sp^3 三种杂化状态　　　　D. 有 sp 和 sp^2 两种杂化状态

E. 有 sp^3 和 sp^2 两种杂化状态

7. 烷烃 C_5H_{12} 中一个仲氢被氯原子取代后的产物共有多少种 （　　）

A. 3　　　　　　　　B. 4　　　　　　　　C. 5

D. 6　　　　　　　　E. 7

8. 由 $CH_3CH_2CH_2Cl \longrightarrow CH_3CHClCH_3$ 应采取的方法是 （　　）

A. (a) KOH,醇；(b) $KMnO_4/H_3O^+$　　　B. (a) KOH,H_2O；(b) $KMnO_4/H_3O^+$

C. (a) KOH,醇；(b) HCl　　　　　　　D. (a) KOH,H_2O；(b) HCl

E. (a) KOH,醇；(b) Cl_2

自测题参考答案

一、判断题

1. ✕　2. ✕　3. ✕　4. ✓　5. ✓　6. ✕　7. ✓　8. ✓　9. ✓　10. ✕

二、单选题

1. D　2. E　3. E　4. D　5. B　6. D　7. A　8. C

习题参考答案

1. (1) 2,2,4-三甲基-4-溴戊烷　　　　　　(2) 2-甲基-5-氯-2-溴己烷

（3）2-溴-1-己烯-4-炔　　　　　　　（4）1-溴丙烯

　　（5）4-甲基-2-氯-1-溴环己烷

2.（1）$(CH_3)_3CCl$　　　　　　　　（2）$H_2C=CHCH_2Br$

　　（3）—CH_2Cl　　　　　（4）Cl—CH_2Cl

3.（1）CH_3CH_2CN　　　　　　　　（2）$CH_3CH=CHCH_2ONO_2$

　　（3）$CH_3CH_2CH_2OH$　　　　　　（4）$CH_3OCH_2CH_2CH_3$

　　（5）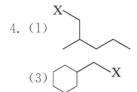　　　　　（6）$H_3CCH=CHCH=CHCH(CH_3)_2$

4.（1）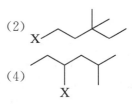　　　　　　　　（2）

　　（3）　　　　　　　　　　　　　（4）

5.　A：$CH_3CH_2CH_2Cl$　　　　B：$CH_3CH=CH_2$　　　　C：$(CH_3)_2CHCl$

（张振琴）

第十五章 醇、酚、醚

小 结

一、醇

醇是羟基与饱和碳原子直接相连的一类化合物,羟基(—OH)是醇的官能团。醇的羟基之间或醇与水的羟基间可形成氢键,使醇的物理性质如熔点、沸点、水溶性等都具有显著特点。醇的化学性质主要由它的官能团羟基决定。

1. 酸性及与活泼金属的反应 醇的酸性比水弱,能与 K、Na 等活泼金属作用形成醇金属化合物并生成氢气。醇金属化合物既是强碱又是亲核试剂,遇水迅速分解。

2. 与无机含氧酸的反应 醇与无机含氧酸(硫酸、硝酸、亚硝酸、磷酸等)发生脱水酯化反应,生成相应的无机酸酯。

3. 与氢卤酸的反应 醇与氢卤酸反应生成卤代烷。浓盐酸与无水氯化锌配制的试剂称为 Lucas 试剂,Lucas 试剂可用于鉴别 6 个碳以下的伯、仲、叔醇。

4. 脱水反应 醇与浓酸共热发生脱水反应,脱水方式(分子内脱水成烯和分子间脱水成醚)随反应温度而异。分子内脱水可生成烯烃,若消除取向有选择时,则遵循 Saytzeff 规则。

5. 氧化反应 伯醇或仲醇可被酸性高锰酸钾或重铬酸钾等氧化剂氧化,伯醇氧化的最终产物为羧酸,仲醇氧化得酮,而叔醇一般不被氧化。橙色的铬酸试剂(CrO_3 的硫酸溶液)与伯醇或仲醇发生反应,会转变成蓝绿色,此反应可用于呼吸分析仪,用以检测汽车司机是否酒后驾驶。

6. 多元醇的特性反应 具有两个相邻羟基的多元醇能与 $Cu(OH)_2$ 反应,生成深蓝色溶液,此反应可用于邻二醇的鉴别。

二、酚

酚是羟基和芳环直接相连的化合物,酚羟基是酚的官能团。酚中苯环的 π 轨道与羟基氧原子的 p 轨道构成 p-π 共轭体系,使得酚羟基不易发生碳氧键的断裂;相反,羟基易离解出 H^+,酚比醇表现出更强的酸性。酚羟基为较强的邻、对位定位基,使苯环活化,故酚的苯环易发生亲电取代反应。

1. 酸性 酚类化合物一般显弱酸性,其酸性大于醇,而比羧酸、碳酸弱。苯酚可溶于 NaOH,但不溶于 $NaHCO_3$,故将 CO_2 通入酚钠溶液中,酚可析出。

2. 与三氯化铁的显色反应 含酚羟基的化合物一般均能与三氯化铁发生颜色反应,这是具有烯醇式结构化合物的一般通性。

3. 芳环上的亲电取代反应 苯酚很容易发生卤代、硝化等亲电取代反应,如苯酚水溶液与溴水生成 2,4,6-三溴苯酚的白色沉淀,可用于苯酚的检验和定量测定。

4. 酚的氧化反应 酚类化合物很容易被氧化,产物为醌类化合物。醌属于具有共轭体系的环己二烯二酮类化合物,不具有芳香性,大多具有颜色。

三、醚

醚是两个烃基通过氧原子连接起来的化合物。醚的官能团为醚键(C—O—C),其中氧原子为不等性的 sp^3 杂化。

醚较稳定,不能与强碱、稀酸、氧化剂、还原剂或活泼金属反应。但醚可与冷的、浓的强酸形成可溶于上述酸中的锌盐。

四、硫醇和硫醚

硫醇在性质上与醇相似,其差别在于:醇和硫醇均有不同程度的酸性,但硫醇的酸性比相应的醇强,不但可与氢氧化钠作用,而且可与重金属氧化物成盐,常用于重金属解毒;硫醇较醇更易被氧化,与弱氧化剂(如空气中的氧、稀过氧化氢等)作用生成二硫化合物,与强氧化剂作用最终生成磺酸。

硫醚与硫醇相似,容易被氧化,氧化生成亚砜或砜。

自测题

一、判断题(正确的打"√",错误的打"×")

1. 伯、仲、叔醇都易被酸性高锰酸钾溶液氧化。　　　　　　　　　　　（　　）
2. 含有酚羟基的化合物都能与 $FeCl_3$ 溶液显色。　　　　　　　　　　（　　）
3. 鉴别正丁醇、异丁醇、仲丁醇和叔丁醇可用 Lucas 试剂。　　　　　　（　　）
4. 因醇和醚中的氧原子为 sp^3 杂化,所以它们均为极性分子。　　　　（　　）
5. 酸性由强到弱排列顺序正确的是苯酚>醇>水。　　　　　　　　　　（　　）
6. 可利用稀硫酸除去溶解在正己烷中少量的乙醚。　　　　　　　　　　（　　）
7. 醇羟基和酚羟基易与氢卤酸发生亲核取代反应生成卤代烃。　　　　（　　）
8. 醇进行分子内脱水成烯的取向服从 Saytzeff 规则。　　　　　　　　（　　）
9. 醇由于可形成分子间氢键,其沸点与相对分子质量相近的醚相比要高。（　　）
10. 因 O—H 键的极性比 S—H 键的大,故醇的酸性比硫醇的强。　　　（　　）

二、单选题

1. 下列化合物与 $Cu(OH)_2$ 反应,不产生深蓝色的是　　　　　　　　（　　）

   A. $HOCH_2CH_2CH_2OH$　　　B. $HOCH_2\underset{\underset{OH}{|}}{C}HCH_3$　　　C. $HOCH_2\underset{\underset{OH}{|}}{C}HCH_2OH$

   D. 　　　E. $HOCH_2CH_2OH$

2. 下列化合物中属于芳香醇的是　　　　　　　　　　　　　　　　　（　　）

   A. 　　　B. 　　　C.

   D. 　　　E.

3. 下列化合物与酸性高锰酸钾不能发生反应的是 （ ）

    A. 环己醇   B. 苯酚   C. 甲苯

    D. 苯甲醚   E. 苯甲醇

4. 加 $FeCl_3$ 试剂后显紫色的是 （ ）

    A. 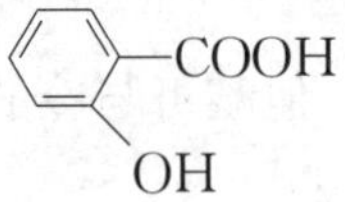 邻羟基苯甲酸   B. 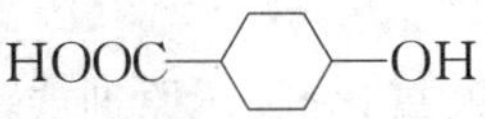 HOOC—环己基—OH   C. 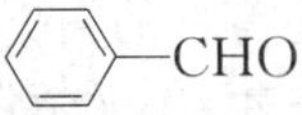 苯甲醛

    D. 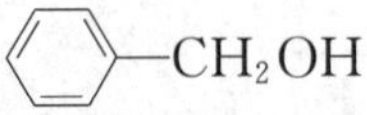 苯甲醇   E. 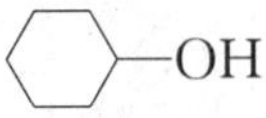 环己醇

5. 醚能与浓强酸形成𨦡盐是因为 （ ）

    A. 碳氧键的极化   B. 氧原子的不等性 sp^3 杂化

    C. 醚可作为 Lewis 酸   D. 氧原子的电负性强

    E. 氧原子上具有孤对电子

6. 酚羟基的酸性较醇羟基的大,其主要原因是 （ ）

    A. $\pi-\pi$ 共轭效应   B. $\sigma-\pi$ 超共轭效应   C. $p-\pi$ 共轭效应

    D. $-I$ 效应   E. $+I$ 效应

7. 下列化合物中酸性最强的是 （ ）

    A. 乙醇   B. 苯酚   C. 水

    D. 乙炔   E. 乙二醇

8. 下列化合物中,最稳定的是 （ ）

    A. $CH_3CHCH=CH_2$ (OH)   B. $CH_3CH_2C=CH_2$ (OH)   C. $HOCHCH_2CH_3$ (OH)

    D. 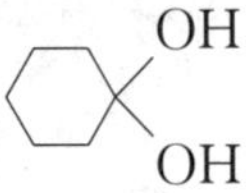 环己基(OH)(OH)   E. 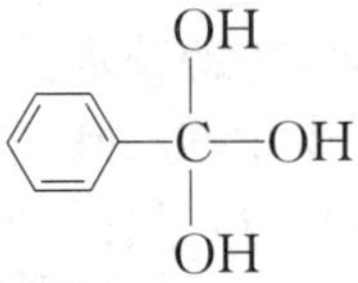 苯基C(OH)(OH)(OH)

9. 下列化合物溴代反应活性最大的是 （ ）

    A. 硝基苯   B. 苯酚   C. 苯

    D. 甲苯   E. 氯苯

10. 分子式为 $C_5H_{12}O$ 的所有构造异构体的数目为 （ ）

    A. 8   B. 10   C. 12

    D. 14   E. 15

自测题参考答案

一、判断题

1. × 2. √ 3. × 4. √ 5. × 6. × 7. × 8. √ 9. √ 10. ×

二、单选题

1. A 2. C 3. D 4. A 5. E 6. C 7. B 8. A 9. B 10. D

习题参考答案

1. (1) 5-甲基-3-己醇　　(2) 3-丁烯-1-醇

(3) 1,2,4-丁三醇　　(4) 甲基乙烯基醚

(5) 3,4,5-三羟基苯甲酸　　(6) 5-甲基-2-异丙基苯酚

(7) 苯基叔丁基醚　　(8) 苄硫醇

(9) 乙硫醚　　(10) 4-甲氧基-1,3-环己二醇

2. (1) 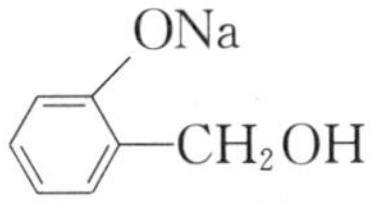

(2) $(CH_3)_2C(OH)CH_2CH_2CH_2COOH$

(3) 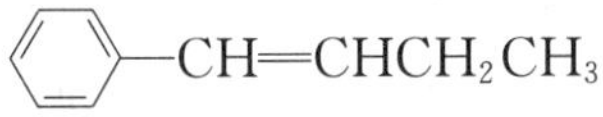

(4) $CH_3CH_2CCl(CH_3)CH_3$

(5) 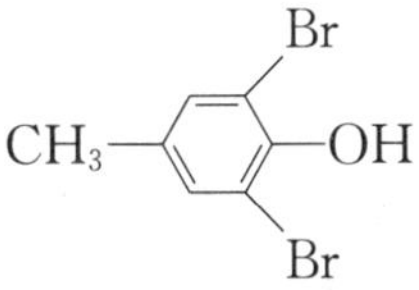

(6) CH_2ONO_2—$CHONO_2$—CH_2ONO_2

3. $ClCH_2CH_2SCH_2CH_2Cl \xrightarrow{\text{漂白粉}} ClCH_2CH_2S(=O)CH_2CH_2Cl \xrightarrow{\text{漂白粉}} ClCH_2CH_2S(=O)_2CH_2CH_2Cl$

4. (1) 乙醇、丙三醇、苯酚 $\xrightarrow{FeCl_3}$ 乙醇 (—)，丙三醇 (—)，苯酚 紫；乙醇、丙三醇 $\xrightarrow{Cu(OH)_2}$ 乙醇 (—)，丙三醇 深蓝色溶液

(2) 正丁醇、2-丁醇、2-甲基-2-丙醇 $\xrightarrow{\text{Lucas 试剂}}$ 正丁醇 (—)；2-丁醇 出现浑浊,次之；2-甲基-2-丙醇 出现浑浊,最快

(3) 正丁醇、乙醚、正己烷 $\xrightarrow{KMnO_4/H^+}$ 正丁醇 紫色褪去；乙醚 (—)，正己烷 (—)；乙醚、正己烷 $\xrightarrow{\text{浓 } H_2SO_4}$ 乙醚 溶解；正己烷 (—) 分层

5. A. 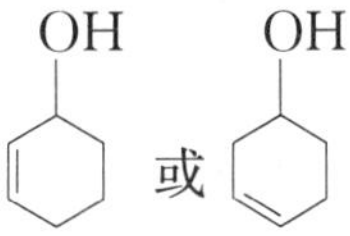

B. 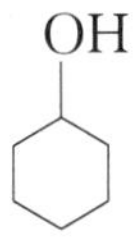

C. 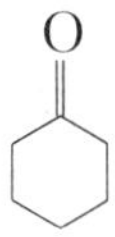

D.

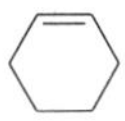

（姜慧君）

第十六章 醛、酮、醌

小 结

一、醛、酮

醛、酮的结构中都含有羰基,羰基至少有一端与氢原子相连的为醛,羰基两端都与烃基相连的为酮。醛、酮中羰基碳原子为 sp^2 杂化,碳和氧原子以双键相连。由于氧原子的电负性大于碳原子,故羰基中碳氧间电子云偏向氧原子,氧原子带部分负电荷,碳原子带部分正电荷,所以羰基是一个极性基团,这是醛、酮具有较高化学活性的主要原因。其化学性质主要表现为:

1. 羰基的亲核加成

羰基中的碳原子是反应中亲核试剂的进攻位点,羰基碳的正电性决定了进攻试剂为亲核试剂中电荷密度较大的部分。当羰基碳上连有供电子基时,羰基碳上的正电性减少,不利于亲核试剂的进攻;当羰基碳上连有吸电子基时,羰基碳上的正电性增加,亲核反应活性增加;当羰基碳和苯环直接相连时,由于苯环和羰基发生共轭,使羰基碳上的正电荷得以分散,不利于亲核试剂的进攻;当羰基碳邻近连有较大的烃基时,由于空间位阻,会降低或完全阻碍亲核加成反应的进行。因此,对于同种亲核试剂而言,醛、酮的亲核加成反应活性的大小取决于分子中原子间的电子效应和空间位阻。

醛、酮的亲核反应活性一般顺序如下:

$HCHO > CH_3CHO > RCHO > C_6H_5CHO > RCOCH_3 > RCOR' > RCOAr > ArCOAr$

亲核试剂本身的强弱也影响羰基加成反应的难易程度,亲核试剂所带电荷密度越大越容易进行。对于一些亲核能力较弱的亲核试剂,如 HCN 等,仅与醛、脂肪族甲基酮和碳数小于 8 的脂环酮发生亲核加成反应。

2. α-H 原子的反应:与羰基直接相连的碳原子上的氢受羰基吸电子诱导效应和羰基与 α-H 原子之间的 $\sigma - \pi$ 超共轭效应影响,活性增加,在碱作用下容易失去 α-H 原子,形成碳负离子,发生卤代反应和羟醛缩合反应。

卤代反应中,凡含有 CH_3CO- 或 CH_3CHOH- 结构的化合物能与 $I_2/NaOH$ 溶液反应,生成黄色沉淀碘仿,因此称为碘仿反应。

羟醛缩合反应是在稀碱作用下,一分子醛的 α-H 加到另一分子醛的羰基氧上,其余部分加到羰基碳上,生成既含有羟基又含有醛基的 β-羟基醛的反应。

3. 醛与弱氧化剂 Tollens 试剂、Fehling 试剂以及 Benedict 试剂等反应,酮则不能。借此可以区分醛与酮。同时,芳香醛不与后两者反应,借此可以区分脂肪醛与芳香醛。

醛、酮都可以被还原,不同的反应条件得到不同的产物。催化加氢后,醛、酮被还原为相应的伯醇和仲醇。

二、醌

醌是一类具有共轭体系的环状不饱和二酮。常见的醌可分为苯醌、萘醌、蒽醌、菲醌等。醌类化合物通常有颜色，是许多指示剂或染料的母体。

自测题

一、判断题（正确的打"√"，错误的打"×"）

1. 醛、酮都易被斐林试剂氧化。　　　　　　　　　　　　　　　　　　　　（　　）
2. 所有醛都能与托伦试剂反应。　　　　　　　　　　　　　　　　　　　　（　　）
3. 当羰基碳上连有强供电子基团时，羰基碳带部分负电荷。　　　　　　　（　　）
4. 醛、酮羰基上的加成和烯烃双键上的加成的反应机理是相同的。　　　　（　　）
5. 醛、酮发生亲核加成反应活性大小是：脂肪醛＞芳香醛＞酮。　　　　　　（　　）
6. 可利用碘仿反应来区分甲基酮和乙醇。　　　　　　　　　　　　　　　　（　　）
7. 醌具有烯烃和羰基化合物的典型性质。　　　　　　　　　　　　　　　　（　　）
8. 乙醛与 HCN 发生的加成反应属于亲电加成。　　　　　　　　　　　　　（　　）
9. 缩醛在碱性溶液中稳定，在稀酸中容易分解为原来的醛。　　　　　　　　（　　）
10. 羰基试剂可用来检测分子中的羰基，羧酸也可与之发生反应。　　　　　（　　）

二、单选题

1. 下列化合物发生亲核加成活性顺序从大到小依次为　　　　　　　　　　（　　）
   (1) CH_3CHO　(2) C_6H_5CHO　(3) CH_3COCH_3　(4) $C_6H_5COCH_3$
   (5) $ClCH_2CHO$
   A. (1)＞(2)＞(3)＞(4)＞(5)　　　　　　B. (5)＞(1)＞(2)＞(3)＞(4)
   C. (1)＞(2)＞(5)＞(3)＞(4)　　　　　　D. (5)＞(2)＞(1)＞(3)＞(4)
   E. (5)＞(2)＞(1)＞(3)＞(4)

2. 能发生碘仿反应的是　　　　　　　　　　　　　　　　　　　　　　　　（　　）
   A. $CH_3COCH_2CH_3$　　　　B. $HCHO$　　　　C. CH_3CH_2CHO
   D. CH_3COOH　　　　　　　E. $C_6H_5COCH_2CH_3$

3. 下列化合物中可以发生羟醛缩合反应的是　　　　　　　　　　　　　　（　　）
   A. $CH_3CH(OH)CH_3$　　　B. $HCHO$　　　　C. CH_3CH_2CHO
   D. CH_3CCl_2CHO　　　　E.

4. 下列化合物能和 Fehling 试剂反应的是　　　　　　　　　　　　　　　（　　）
   A. C_6H_5CHO　　　　　B. CH_3COCH_3　　　　C. CH_3CH_2OH
   D. 　　　　E.

5. 下列化合物既能发生碘仿反应，又能与 HCN 发生加成的是　　　　　　（　　）
   A. $CH_3CH_2COCH_3$　　　B. $C_6H_5COCH_3$　　　　C. CH_3CH_2CHO

D. $CH_3CH(OH)CH_2CH_3$ E. CH_3CH_2OH

6. 下列试剂中不能与苯甲醛发生反应的是   ( )
   A. 托伦试剂   B. 氢氰酸   C. 2,4-二硝基苯肼
   D. 斐林试剂   E. 羟胺

7. 下列化合物不与羰基试剂发生反应的是   ( )
   A. 对甲基苯甲醛   B. 环戊酮   C. 丙酸
   D. 丙酮   E. 苯乙酮

8. 苯甲醛与羟胺反应生成的产物是   ( )
   A. 席夫碱   B. 苯甲醛腙   C. 苯甲醛肟
   D. 缩氨脲   E. 苯甲醛苯腙

9. 结构式为 $(CH_3)_2CHCH_2CH_2CH(CH_3)CHO$ 化合物的名称是   ( )
   A. 2,5,5-三甲基戊醛   B. 5,5,2-三甲基戊醛   C. 6-甲基庚醛
   D. 2,5-二甲基己醛   E. 2,4-二甲基己醛

10. 糖尿病患者由于代谢紊乱,检查尿液时常可以检测到   ( )
   A. 丙酮   B. 丙酸   C. 乙酸
   D. 苯甲醛   E. 苯乙酮

自测题参考答案

一、判断题

1. ✗ 2. ✓ 3. ✗ 4. ✗ 5. ✓ 6. ✗ 7. ✓ 8. ✗ 9. ✓ 10. ✗

二、单选题

1. B 2. A 3. C 4. E 5. A 6. D 7. C 8. C 9. D 10. A

习题参考答案

1. (1) 2,2-二甲基丙醛   (2) 3-甲基-2-丁酮
   (3) 2-甲氧基苯甲醛   (4) 4-苯基-2-丁酮
   (5) 5-甲基-3-己酮   (6) 3-甲基-2-丁烯醛
   (7) 2,4-己二酮   (8) 2-甲基-2-环己烯酮

2. (1) $(CH_3)_2C{=}NOH$ (2) $CH_3CH_2CH(OH)CN$

   (3) $CH_3CH_2CH(OH)CH(CH_3)CHO$ (4) $CH_3CH\left\langle\begin{array}{c}O\\O\end{array}\right.$

   (5) $CHI_3 + CH_3CH_2COONa$ (6)   ⟨苯环⟩—CH_2COONa $+CHI_3$

   (7) ⟨环⟩—OH   (8) ⟨苯环⟩—CH_2CH_2OH

3. (1)

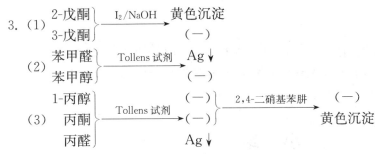

(2)

(3)

4. (1) $CH_3CHO > (CH_3)_3CCHO > CH_3COCH_2CH_3 > (CH_3)_3CCOC(CH_3)_3$

(2) $C_6H_5CHO > CH_3COCH_3 > C_6H_5COC_6H_5$

5. 能发生碘仿反应的有:(1)、(3)、(4)、(6)、(7)

6. (1) 能与 HCN 反应的是:①、②、③、④、⑤、⑥

   (2) 不与羰基试剂反应的是:⑧、⑨、⑩

   (3) 与托伦试剂反应的是:①、②、③、④

   (4) 与斐林试剂反应生成砖红色沉淀的是:①、②、③

7. A. $(CH_3)_2CHCH(OH)CH_3$

   B. $(CH_3)_2CHCOCH_3$

   C. $(CH_3)_2C\!=\!CHCH_3$

8. A. $CH_3CH(OH)CH_3$　　　　B. CH_3COCH_3

(居一春)

第十七章 羧酸、取代羧酸、羧酸衍生物

小　结

一、羧酸

含有酸性官能团羧基（—COOH），羧基从结构上看是由羰基和羟基组成，但 $p-\pi$ 共轭导致羧基中的羰基和羧羟基与醛、酮中的羰基及醇中的羟基在性质上有很大差异，不能看成是羰基与醇羟基的简单组合。

羧酸的化学性质：

1. 酸性：羧酸的酸性与羧酸分子的电子效应、立体效应和溶剂化效应等相关。羧基上连有吸电子基团，则酸性增强；而连有供电子基团，则酸性减弱。羧酸的酸性强于碳酸，可利用 $NaHCO_3$ 来区分羧酸和碳酸。

2. 羧酸衍生物的生成：羧羟基被取代后可生成羧酸衍生物——酰卤、酸酐、酯、酰胺。

3. 脱羧反应：一元羧酸不易脱羧，但羧基的 α 位连有强吸电子基时，脱羧比较容易。

4. 二元羧酸受热反应：二元羧酸随着两个羧基距离不同，在加热时发生不同反应。两个羧基直接相连或只间隔 1 个碳原子，受热发生脱羧反应，生成一元羧酸；两个羧基间隔 2 个或 3 个碳原子，受热发生脱水反应，生成环酐；两个羧基间隔 4 个或 5 个碳原子，受热发生脱水脱羧反应，生成环酮。

5. 其他性质：羧基不易被氧化，但甲酸可发生银镜反应，乙二酸可使高锰酸钾褪色。

二、取代羧酸

取代羧酸是羧酸分子中烃基上的氢原子被其他原子或基团取代所生成的化合物，分为卤代酸、羟基酸、羰基酸、氨基酸等。本小节只讨论羟基酸和羰基酸。

1. 羟基酸（醇酸和酚酸）

（1）醇酸的化学性质

醇酸不仅具有羧酸和醇的一些典型性质，而且随着羧基和羟基之间相对位置不同表现出特殊性质。醇酸的酸性比相应的羧酸的酸性强，酸性强弱取决于羟基与羧基的相对位置，酸性：α-羟基丁酸＞β-羟基丁酸＞丁酸。醇酸随羟基和羧基的相对位置不同受热发生不同的脱水反应：α-羟基酸受热发生分子间脱水生成交酯；β-羟基酸受热发生分子内脱水生成 α,β-不饱和酸；γ-羟基酸受热发生分子内脱水生成 γ-内酯；δ-羟基酸加热发生分子内脱水生成 δ-内酯。

（2）酚酸的化学性质

酚酸具有酚和芳香酸的一般化学性质。酚酸的酸性受诱导效应、共轭效应和邻位效应等的影响，其酸性随羟基和羧基的相对位置不同而表现出明显差异，酸性：邻羟基苯甲酸＞间羟基苯甲酸＞苯甲酸＞对羟基苯甲酸。

2. 羰基酸（醛酸和酮酸）

酮酸具有酮和羧酸的一般性质，并有羧基和酮基彼此影响而表现的特殊性质。

酮酸的酸性比相应的醇酸强。

β-酮酸的分解反应：β-酮酸加热脱羧生成酮，称为酮式分解；β-酮酸与浓碱共热，α-碳原子和β-碳原子之间的共价键发生断裂，生成两分子羧酸盐，称为酸式分解。

医学上把β-羟基丁酸、β-丁酮酸和丙酮三者合称为酮体。

三、羧酸衍生物

羧酸衍生物（酰卤、酸酐、酯、酰胺）通式为 RCOL，分子结构中都含酰基，L 称为离去基团。

1. 羧酸衍生物的命名

酰基命名是根据相应羧酸名，改"酸"为"酰基"即可。羧酸衍生物命名可分两种情况：酯、酸酐是根据原料名称，命名为某酸某（醇）酯、某酸酐；而酰卤、酰胺是根据酰基和离去基团名称，命名为某酰卤、某酰胺等。

2. 羧酸衍生物的化学性质

羧酸衍生物能与水、醇、氨（胺）发生亲核取代反应。羧酸衍生物的水解、醇解、氨解反应也称为酰化反应。羧酸衍生物发生酰化反应活性强弱次序为酰卤＞酸酐＞酯＞酰胺。酰卤、酸酐（特别是乙酰氯、乙酐）是常用酰化剂。

自测题

一、判断题（正确的打"√"，错误的打"×"）

1. 羧酸有羰基，因此能与羰基试剂反应。 （   ）
2. 脂肪族羧酸酸性强于芳香羧酸。 （   ）
3. 甲酸能发生银镜反应。 （   ）
4. α-羟基酸酸性强于β-羟基酸。 （   ）
5. 草酸比乙酸易脱羧。 （   ）
6. 酯的酰化反应活性大于酸酐。 （   ）
7. 乙酸和乙醛都能发生碘仿反应。 （   ）
8. 乙酰乙酸乙酯与三氯化铁能发生显色反应。 （   ）
9. β-酮酸比α-酮酸易发生脱羧反应。 （   ）
10. 己二酸加热形成环酐。 （   ）

二、单选题

1. 下列物质中酸性最强的是 （   ）
   A. $HCOOH$ B. CH_3COOH C. C_6H_5COOH
   D. $HOOCCOO^-$ E. C_6H_5OH
2. 下列化合物最不易被氧化的是 （   ）
   A. 乙醇   B. 乙醛   C. 甲酸
   D. 乙酸   E. 酚

3. 不具有 p-π 共轭的分子为　　　　　　　　　　　　　　　　　　　　(　)
   A. 氯乙烯　　　　　　　　B. 苯酚　　　　　　　　C. 乙酸
   D. 乙醛　　　　　　　　　E. 乙酸丁酯

4. 加热脱水生成 α,β-不饱和酸的是　　　　　　　　　　　　　　　　　(　)
   A. 乳酸　　　　　　　　　B. β-羟基丁酸　　　　　C. γ-羟基丁酸
   D. δ-羟基戊酸　　　　　　E. 丁二酸

5. 下列化合物中酸性最强的是　　　　　　　　　　　　　　　　　　　(　)
   A. 丁酸　　　　　　　　　B. 2-羟基丁酸　　　　　C. 2-丁酮酸
   D. 3-丁酮酸　　　　　　　E. 3-羟基丁酸

6. 鉴别 2,4-戊二酮和 2,4-戊二醇不能用　　　　　　　　　　　　　　　(　)
   A. 三氯化铁　　　　　　　B. 溴水　　　　　　　　C. 2,4-二硝基苯肼
   D. 碘仿反应　　　　　　　E. 亚硫酸氢钠

7. 化合物①丙酮,②酮酸,③β-丁酮酸,④乳酸,⑤β-羟基丁酸,酮体是指　(　)
   A. ①②③　　　　　　　　B. ②③④　　　　　　　C. ③④⑤
   D. ①③⑤　　　　　　　　E. ②④⑤

8. 羧酸不能与哪种试剂形成酰卤　　　　　　　　　　　　　　　　　　(　)
   A. PCl_5　　　　　　　　　B. PCl_3　　　　　　　　C. PBr_3
   D. $SOCl_2$　　　　　　　　E. HCl

9. 加热不发生脱羧反应的是　　　　　　　　　　　　　　　　　　　　(　)
   A. 丁酸　　　　　　　　　B. β-丁酮酸　　　　　　C. 草酰乙酸
   D. 草酸　　　　　　　　　E. 己二酸

10. 下列物质酰化反应活性最大的是　　　　　　　　　　　　　　　　　(　)
    A. 乙酰氯　　　　　　　　B. 乙酸酐　　　　　　　C. 乙酸
    D. 乙酸乙酯　　　　　　　E. 乙酰胺

自测题参考答案

一、判断题

1. ✗　2. ✗　3. ✓　4. ✓　5. ✓　6. ✗　7. ✗　8. ✓　9. ✓　10. ✗

二、单选题

1. A　2. D　3. D　4. B　5. C　6. D　7. D　8. E　9. A　10. A

习题参考答案

1. (1) 2,3-二甲基戊酸　　　　　　　　(2) 2-甲基-4-苯基-3-戊烯酸
  (3) 环戊基甲酸　　　　　　　　　　(4) 4-甲氧基-2-氯苯甲酸
  (5) 2-甲基-2-丁烯二酸　　　　　　　(6) 2-羟基-3-己烯酸
  (7) 4-戊酮酸　　　　　　　　　　　(8) 2-酮戊二酸

（9）邻苯二甲酸酐　　　　　　　　（10）甲酸苄酯

（11）邻苯二甲酸氢甲酯

2. （1）$HO\text{—}\langle\bigcirc\rangle\text{—}CH_2COONa$　　　（2）$HO\text{—}\langle\bigcirc\rangle\text{—}CH_2COONa$

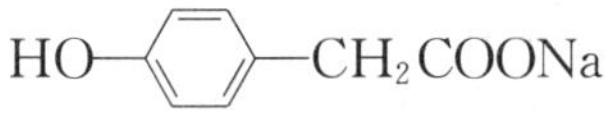

（3）$\langle\bigcirc\rangle\text{—}COOCH_2CH_3$ 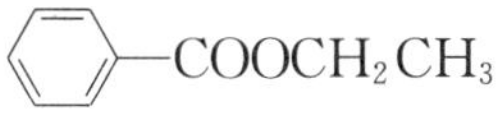　　　（4）$CH_3CH_2COOH+CO_2$

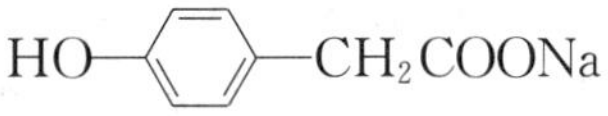

（5） 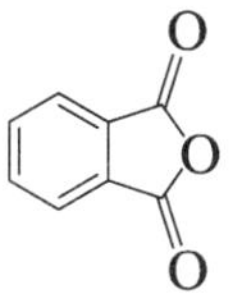　　　（6）$\langle\bigcirc\rangle\text{—}CH_2COCl$

（7）$\underset{\underset{OH}{|}}{CH_3CHCH_2CH_2COO^-}$　　　（8） COOH

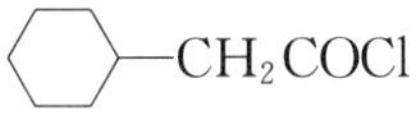

（9） $+CO_2$　　　（10） $=O+CO_2+H_2O$

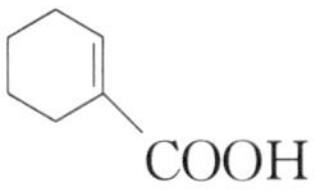

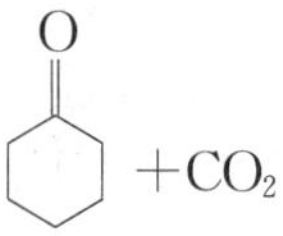

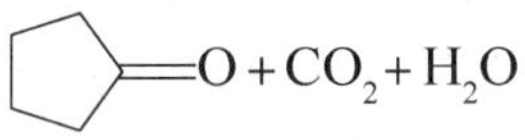

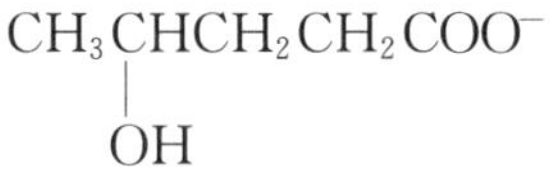

（11） 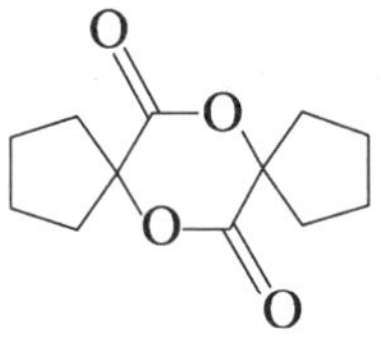　　　（12）

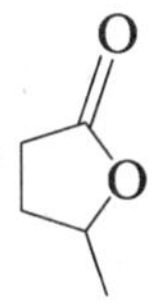

3. （1）c＞a＞b　　　　　　　　　　（2）b＞a＞c

（3）b＞c＞d＞a　　　　　　　　　（4）a＞c＞b＞e＞d

4. （1）

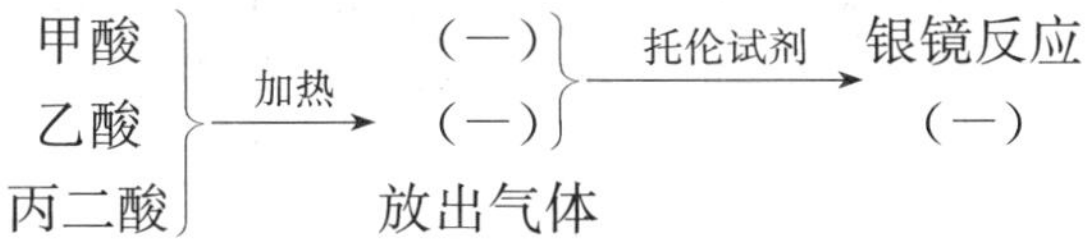

（2）

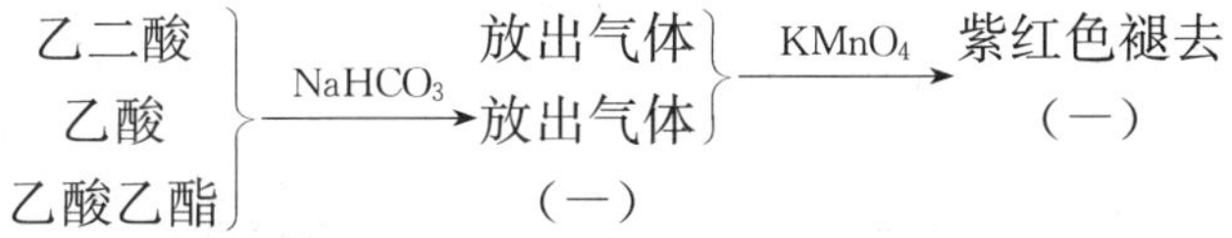

5. 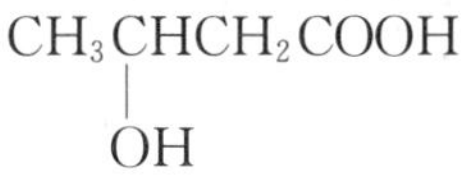 $\underset{\underset{OH}{|}}{CH_3CHCH_2COOH}$

6. A. 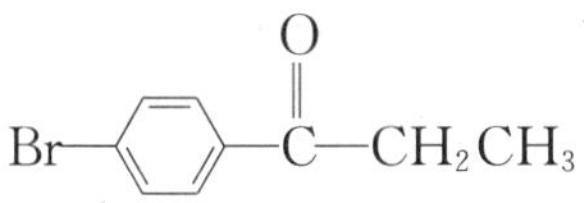 $Br\text{—}\langle\bigcirc\rangle\text{—}\overset{\overset{O}{\|}}{C}\text{—}CH_2CH_3$

　　B. $Br\text{—}\langle\bigcirc\rangle\text{—}\overset{\overset{OH}{|}}{CH}\text{—}CH_2CH_3$

　　C. $Br\text{—}\langle\bigcirc\rangle\text{—}CH=CHCH_3$

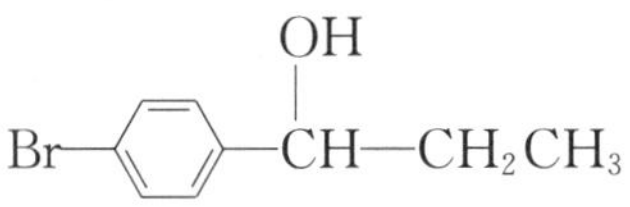

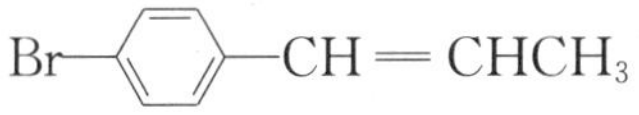

（何广武）

第十八章 有机含氮化合物

小 结

一、胺

1. 根据氨(NH_3)分子中氢原子被取代的数目,胺可分为伯胺、仲胺和叔胺。

根据氨(NH_3)分子中氢原子被取代的烃基的种类,胺可分为脂肪胺和芳香胺。

根据氢氧化铵和铵盐中的氢是否完全被取代,可分为季铵碱、季铵盐以及胺的盐。

2. 简单的胺,可命名为烃基名加"胺"。复杂的胺,可将 H_2N—(氨基)、RNH—(烷氨基)、R_2N—(二烷氨基)视作取代基来命名。

3. 脂肪胺类化合物具有类似氨的结构,即氮原子上有一对孤对电子占据一个 sp^3 杂化轨道,具有棱锥形结构。

4. 胺的化学性质

胺中的氮原子和氨中一样,有一对未共用电子,能接受质子,因此胺具有碱性。影响脂肪胺碱性的因素有三个:电子效应、溶剂化作用、位阻效应。无论伯、仲或叔胺,其碱性都比氨强;在水溶液中,脂肪胺一般以仲胺的碱性最强。而芳香胺的碱性比氨弱。

伯、仲胺都能发生酰化、磺酰化(兴斯堡)反应,可利用此性质鉴定伯胺和仲胺。叔胺不发生酰化、磺酰化反应。

伯、仲、叔胺与亚硝酸反应时,产物各不相同,借此可区别三种胺。

芳香族伯胺分子中的氨基使芳香环高度活化,一般芳香族伯胺的亲电取代反应难以停留在一取代阶段。

5. 芳香伯胺与亚硝酸在低温及过量强酸水溶液中反应生成芳香重氮盐。

二、酰胺

酰胺可看作是氨分子中的氢原子被酰基取代的产物。酰胺中的羰基直接与氮原子相连,由于 p-π 共轭,氮原子上的电子云密度降低,接受质子的能力减弱,酰胺水溶液几乎不显碱性。

简单的酰胺命名时称为某酰胺,若氮原子上连有烃基时,在该烃基的名称前冠以"N"字。酰胺在酸、碱或酶的催化下可发生水解,生成羧酸(盐)、氨或胺(铵)。

尿素(脲)是碳酸的二元酰胺,有弱碱性;可在酸、碱或酶的催化下发生水解反应;与亚硝酸反应放出氮气;150～160 ℃受热生成缩二脲。

缩二脲在碱性溶液中与极稀的硫酸铜溶液作用产生紫红色,称为缩二脲反应。凡分子中含两个或两个以上酰胺键(肽键)的化合物(如多肽和蛋白质)都能发生缩二脲反应。

胍可看作尿素分子中的氧原子被亚氨基(=NH)取代后的产物,又称作亚氨基脲。

磺胺类药物为一类化学抗菌药物,基本结构是对氨基苯磺酰胺。

自测题

一、判断题（正确的打"√"，错误的打"×"）

1. 有机物中，卤素、羟基或氨基直接连在叔碳原子上时，它们分别为叔卤代物、叔醇或叔胺。　　　　　　　　　　　　　　　　　　　　　　（　　）
2. 青霉素结构中含有 β-内酰胺键，易水解，故不宜口服。　　　　　　（　　）
3. 伯胺、仲胺和叔胺均可与 HNO_2 反应并放出氮气。　　　　　　　（　　）
4. 缩二脲反应是指两分子尿素加热失去一分子氨生成缩二脲的反应。　（　　）
5. 胺类化合物都能生成分子内氢键。　　　　　　　　　　　　　　　（　　）
6. 伯胺、仲胺和叔胺可以通过兴斯堡试验来鉴别。　　　　　　　　　（　　）
7. 有机含氮化合物的碱性大小顺序是：季铵碱＞脂肪胺＞芳香胺。　　（　　）
8. 苯胺属于芳香胺。　　　　　　　　　　　　　　　　　　　　　　（　　）
9. 缩二脲反应可用来鉴别含有两个或两个以上相邻酰胺键的化合物。　（　　）

二、单选题

1. 下列化合物中，碱性最强的是　　　　　　　　　　　　　　　　　（　　）
   A. 乙酰胺　　　　　　　　B. 甲乙胺　　　　　　　　C. 氨水
   D. 苯胺　　　　　　　　　E. 丁二酰胺
2. 下列化合物属于季铵盐的是　　　　　　　　　　　　　　　　　　（　　）

   A. 苯-$N_2^+Cl^-$　　　　　B. 苯-$NH_3^+Cl^-$　　　　C. H_3^+N-苯-SO_3^-

   D. 苯-$NH_2 \cdot HCl$　　　E. $(CH_3)_4N^+Br^-$
3. 下列哪一个胺与亚硝酸作用可得到橘黄色的物质　　　　　　　　　（　　）
   A. H_2NCONH_2　　　　B. $(CH_3)_2NCH_2CH_3$　　　C. $C_6H_5CON(CH_3)_2$
   D. 苯-CH_2NHCH_3　　　E. 苯-NH_2
4. 在碱溶液中加热，放出的气体能使湿润的红色石蕊试纸变蓝的是　　（　　）
   A. 乙基正丙基胺　　　　　B. 苯胺　　　　　　　　　C. 三丙胺
   D. 苯甲酰胺　　　　　　　E. 苄胺
5. 不能发生酰化反应的是　　　　　　　　　　　　　　　　　　　　（　　）
   A. $CH_3CH_2CH_2NH_2$　　B. $CH_3CH_2NHCH_2CH_3$　　C. $C_6H_5NHCH_3$

   D. 哌啶-N-CH_3　　　　　E. 苯-NH_2
6. 磺胺类药物的基本结构是　　　　　　　　　　　　　　　　　　　（　　）
   A. H_3C-苯-SO_2NH_2　　B. H_2N-苯-SO_2NH_2　　C. HO-苯-SO_2NH_2

D. H_2N—⟨ ⟩—SO_3H　　E. HO_3S—⟨ ⟩—SO_2NH_2

7. 苯胺在室温下与溴水的反应属于　　　　　　　　　　　　　　　　　(　　)

   A. 亲电取代反应　　　　B. 亲核加成反应　　　　C. 亲核取代反应

   D. 游离基取代反应　　　E. 亲电加成反应

8. 下列哪一物质与对甲基苯磺酰氯作用后的产物可溶解于 NaOH 溶液中　　(　　)

   A. ⟨NH⟩（吡咯烷）　　　B. ⟨ ⟩—NHCH₃　　　C. CH_3NHCH_3

   D. ⟨ ⟩—NH_2　　　　　E. ⟨ ⟩—NH—⟨ ⟩

9. 下列化合物中属于脂肪胺的是　　　　　　　　　　　　　　　　　　(　　)

   A. ⟨ ⟩—NH_2　　　B. ⟨ ⟩—NHCH₃　　　C. ⟨ ⟩—CH_2NH_2

   D. ⟨ ⟩—CH_3、NH_2　　　E. H_3C—⟨ ⟩—NH_2

自测题参考答案

一、判断题

1. ✕　2. ✓　3. ✕　4. ✕　5. ✕　6. ✓　7. ✓　8. ✕　9. ✓

二、单选题

1. B　2. E　3. D　4. D　5. D　6. B　7. A　8. D　9. C

习题参考答案

1. (1) $[(CH_3)_3 \overset{+}{N}CH_2CH_3]OH^-$
   (2) ⟨ ⟩—CH_2NH_2

   (3) H_2N—$\overset{O}{\overset{\|}{C}}$—$NH_2$
   (4) ⟨ ⟩—N（CH_3、CH_3）

   (5) ⟨ ⟩—$CONH_2$
   (6) H_2N—$\overset{O}{\overset{\|}{C}}$—$NH$—$\overset{O}{\overset{\|}{C}}$—$NH_2$

2. (1) N-叔丁基苯胺
   (2) 溴化二甲基二乙基铵

   (3) 2,2-二甲基-3-乙基-3-氨基戊烷
   (4) 甲乙环己胺

3. (1) H_2N—$\overset{O}{\overset{\|}{C}}$—$NH$—$\overset{O}{\overset{\|}{C}}$—$NH_2$
   (2) ON—⟨ ⟩—N（CH_3、C_2H_5）

(3)   (4)

4. 氢氧化四甲铵＞三甲胺＞氨＞苯胺＞乙酰胺

5. (1)
$$\left.\begin{array}{l}\text{丙胺}\\\text{甲乙胺}\\\text{三甲胺}\end{array}\right\}\xrightarrow{\text{NaNO}_2+\text{HCl}}\begin{array}{l}\text{放出气泡}\\\text{生成黄色油状物}\\\text{无明显变化}\end{array}$$

(2)
$$\left.\begin{array}{l}\text{邻甲苯胺}\\\text{N-甲基苯胺}\\\text{苯甲酸}\\\text{水杨酸}\end{array}\right\}\xrightarrow{\text{NaHCO}_3}\begin{array}{l}(-)\\(-)\\\text{放出气泡}\\\text{放出气泡}\end{array}$$

$$\left.\begin{array}{l}(-)\\(-)\end{array}\right\}\xrightarrow{\text{HNO}_2}\begin{array}{l}\text{无明显现象}\\\text{生成黄色油状物}\end{array}$$

$$\xrightarrow{\text{FeCl}_3}\begin{array}{l}(-)\\\text{显色}\end{array}$$

(3)
$$\left.\begin{array}{l}\text{尿素}\\\text{乙酰胺}\end{array}\right\}\xrightarrow[\triangle]{\text{H}^+,\text{H}_2\text{O}}\text{导管通入澄清石灰水}\begin{array}{l}\text{白色浑浊}\\(-)\end{array}$$

6.
$$\begin{array}{l}\text{A}:\text{CH}_3\text{CH}_2\text{CH}_2\text{NH}_2\quad\text{丙胺}\\\text{B}:(\text{CH}_3)_2\text{CHNH}_2\quad\text{异丙胺}\quad\text{或}\\\text{C}:\text{CH}_3\text{CH}_2\text{NHCH}_3\quad\text{甲乙胺}\end{array}\quad\begin{array}{l}\text{A}:(\text{CH}_3)_2\text{CHNH}_2\quad\text{异丙胺}\\\text{B}:\text{CH}_3\text{CH}_2\text{CH}_2\text{NH}_2\quad\text{丙胺}\\\text{C}:\text{CH}_3\text{CH}_2\text{NHCH}_3\quad\text{甲乙胺}\end{array}$$

（张振琴）

第十九章 杂环化合物、生物碱

小 结

1. 杂环化合物分为脂杂环化合物和芳杂环化合物，本章主要讨论芳杂环化合物。杂环化合物按环的形式分为单杂环和稠杂环，单杂环又分为五元杂环和六元杂环。

2. 杂环化合物的命名常采用"音译法"，即按化合物英文名称的译音选用同音汉字加"口"字偏旁表示。杂环化合物编号的原则是：单杂环的编号从杂原子开始；有多个杂原子时，按 O、S、N(NR、NH、N)顺序编号；稠杂环的编号一般和稠环芳烃相同，但也有少数例外。当杂环上连有醛基、羧基等时，将杂环作为取代基。

3. 呋喃、噻吩、吡咯等五元杂环化合物在结构上的共同点是：所有成环的原子参与形成类似苯环的闭合共轭体系，且杂原子上的孤对电子参与环的共轭体系，具有芳香性，易于进行亲电取代反应，反应优先发生在 α 位。吡咯环氮原子上孤对电子参与共轭体系，因此碱性很弱。

4. 六元杂环化合物的结构以吡啶为代表，它的结构与苯非常相似，与呋喃等五元杂环化合物不同的是吡啶环氮原子上孤对电子不参与环的共轭体系，因此碱性较强。六元吡啶环中氮原子的电负性大于碳原子，碳环上的 π 电子云向氮原子转移而降低，因此环上亲电取代反应比苯困难，只有在较强烈条件下才能发生，反应优先发生在 β 位。

5. 常见含氮化合物的碱性顺序为：季铵碱＞脂肪胺＞氨＞吡啶＞苯胺＞吡咯。

自测题

一、判断题（正确的打"√"，错误的打"×"）

1. 内酯属于芳杂环。　　　　　　　　　　　　　　　　　　　　　　　　　（　　）
2. 碱性由强至弱排列顺序为：吡啶＞苯胺＞吡咯。　　　　　　　　　　　　（　　）
3. 血红素和叶绿素都含有吡咯环。　　　　　　　　　　　　　　　　　　　（　　）
4. 呋喃易发生亲电取代反应，而吡啶不可以发生亲电取代反应。　　　　　　（　　）
5. 哌啶的碱性强于吡啶。　　　　　　　　　　　　　　　　　　　　　　　（　　）

二、单选题

1. 体内辅酶Ⅰ的结构式为：

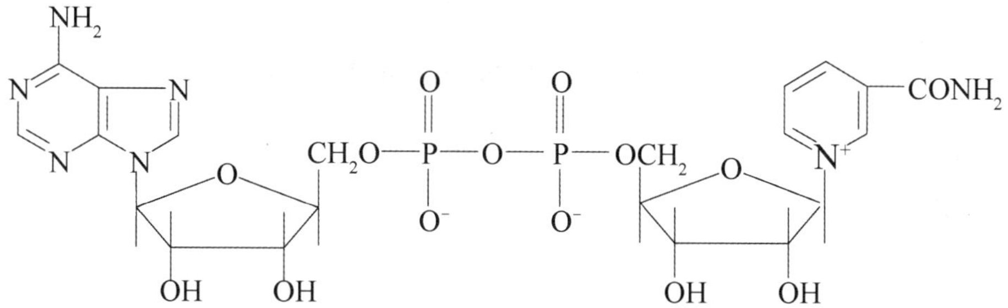

含有何种杂环基本结构　　　　　　　　　　　　　　　　　　　　　　（　　）

　A. 嘌呤、嘧啶　　　　　　B. 嘌呤、吡啶　　　　　　C. 喹啉、吡啶

　D. 喹啉、嘧啶　　　　　　E. 吲哚、吡嗪

2. 下列杂环中属于嘧啶结构的是　　　　　　　　　　　　　　　　　　（　　）

　A. 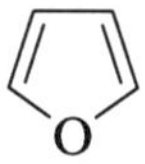 　　　　B. 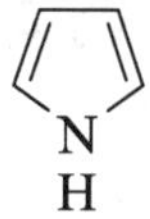 　　　　C.

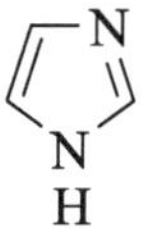

　D. 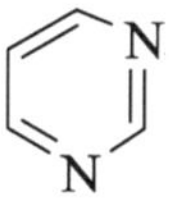 　　　　E.

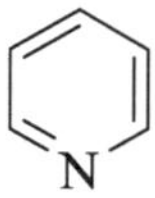

3. 下列化合物碱性最弱的是　　　　　　　　　　　　　　　　　　　　（　　）

　A. 氨　　　　　　　　　　B. 甲胺　　　　　　　　　C. 吡咯

　D. 吡啶　　　　　　　　　E. 苯胺

4. 吡啶硝化反应的主产物是　　　　　　　　　　　　　　　　　　　　（　　）

　A. 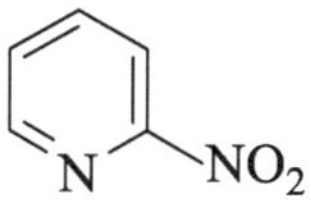 　　　B. 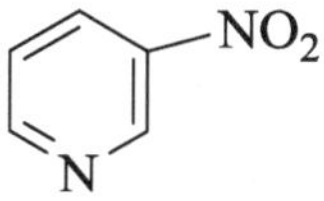 　　　C.

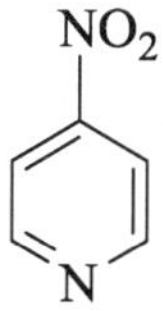

　D. 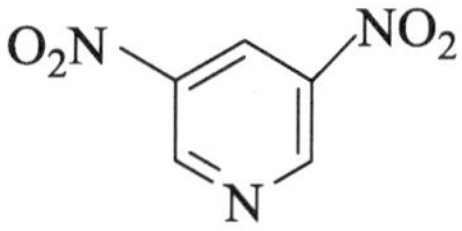 　　　E.

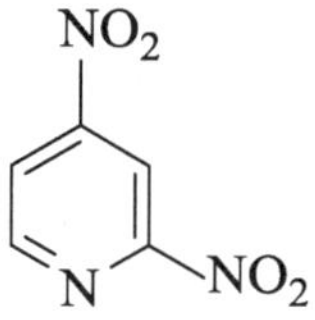

5. 命名此结构　　　　　　　　　　　　　　　　　　　　　　　　　　（　　）

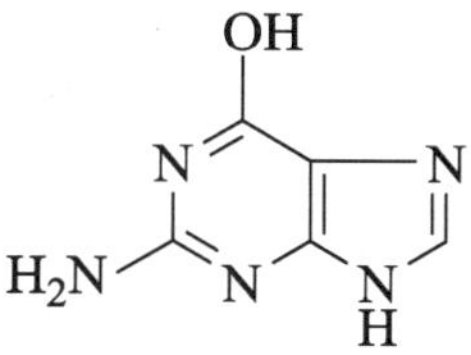

　A. 4-羟基-6-氨基嘌呤　　　　　　　　B. 2-氨基-6-羟基嘌呤

　C. 2-氨基-4-羟基嘌呤　　　　　　　　D. 5-羟基-7-氨基嘌呤

　E. 4-氨基-6-羟基嘌呤

自测题参考答案

一、判断题

1. $\times$ 2. $\checkmark$ 3. $\checkmark$ 4. $\times$ 5. $\checkmark$

二、单选题

1. B 2. D 3. C 4. B 5. B

习题参考答案

1. (1) 4-甲基-2-氨基嘧啶
   (3) 3 呋喃甲酸
   (5) 4-甲基-2-乙基吡咯

   (2) 1-甲基-4-硝基咪唑
   (4) 4 吡啶甲酰胺
   (6) 6-氨基嘌呤

2. (1)
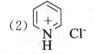

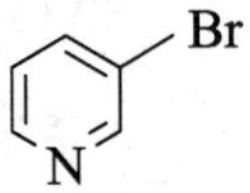

   (2)

   (3)

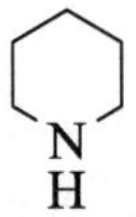

3. 碱性由强到弱为:1＞2＞3

(何广武)

第二十章 糖类

小 结

糖类又称碳水化合物,是多羟基醛、多羟基酮以及它们的缩合物。根据糖类水解情况,可将其分为单糖、二糖和多糖。

（一）单糖

单糖是不能再被水解成更小分子的多羟基醛(酮),可分为醛糖和酮糖。单糖的开链结构习惯用 Fischer 投影式表示,构型常用 D/L 构型标记法标记,即以 D-(＋)-甘油醛为标准,在糖的 Fischer 投影式中,编号最大的手性碳原子(即离羰基最远的手性碳原子)上的羟基在右边,为 D-型糖,反之为 L-型糖。自然界中的糖大多为 D-型糖。

1. 糖的环状结构表达式有直立氧环式、哈瓦斯式等。单糖主要以环状半缩醛结构的形式存在。糖哈瓦斯结构又可根据所成之环为五元环或六元环而分别称为呋喃糖和吡喃糖。

单糖在由开链式结构转变成环状半缩醛(酮)结构时,可形成 α 和 β 两种异构体。在溶液中单糖的开链式结构和环状结构之间可以形成一个动态平衡体系,因而在溶液中可产生变旋光现象。

2. 单糖的化学性质:单糖除了具有羰基和羟基的特征反应,如氧化、还原、成缩醛或缩酮、酯化等,还具有特殊的反应,如成苷反应、碱性条件下的差向异构化反应等。

（1）成苷反应:单糖的半缩醛(酮)羟基和含羟基的化合物(醇、酚等)作用,脱去一分子水,生成糖苷。糖苷分子中没有半缩醛羟基,故没有变旋光现象,对碱稳定,酸性条件下水解成原来的糖和非糖部分。糖部分称为糖苷基,非糖部分称为配基,糖苷基和配基之间的键称为苷键。糖有 α 和 β 两种构型,故苷键分为 α-苷键和 β-苷键,形成的苷键又可分为氧苷键、氮苷键、硫苷键等。

（2）能被弱氧化剂 Tollens 试剂、Fehling 试剂和 Benedict 试剂氧化的糖称为还原糖。酮糖由于在碱性条件下能发生差向异构化生成醛糖,故也有还原性,所以一切单糖都是还原糖。

溴水能氧化醛糖而不能氧化酮糖,可用于醛糖和酮糖的鉴别。硝酸氧化醛糖为糖二酸,酮糖则发生碳链断裂。

（3）在弱酸条件下,含 β-羟基的羰基化合物易发生脱水反应,生成 α,β-不饱和羰基化合物。在强酸条件下加热,易脱水生成呋喃甲醛(糠醛)。糠醛及其衍生物在浓酸存在下,可以与某些酚类物质发生反应生成有色物质,可以利用这类反应来鉴别糖类物质。

（二）二糖

由一分子单糖的半缩醛羟基和另一分子单糖中的羟基脱水所形成的糖苷型结构即二糖。根据二糖中是否保留一个半缩醛羟基,二糖可分为还原性二糖和非还原性二糖。

还原性二糖保留有半缩醛羟基,有变旋光现象,能与 Tollens 试剂、Fehling 试剂和 Benedict 试剂发生反应;非还原性二糖不再有半缩醛羟基,故没有变旋光现象,不能与这些试剂反应。

(三) 多糖

淀粉、糖原、纤维素都是由 D-葡萄糖组成的均多糖。直链淀粉是由 α-1,4-苷键所连接,支链淀粉主链由 α-1,4-苷键所连接,分支处为 α-1,6-苷键;糖原的结构和支链淀粉相似,分支程度更高,而纤维素则是由 β-1,4-苷键所连接。

多糖由于相对分子质量大,已无单糖的特征反应,没有甜味,没有还原性和变旋光现象。

自测题

一、判断题(正确的打"√",错误的打"×")

1. 糖类物质由 C、H、O 三种元素组成。 （　）
2. 淀粉是由 α-D-葡萄糖通过 α-1,4-苷键连接而成的高分子化合物。 （　）
3. 糖原为无色粉末,难溶于冷水而易溶于热水,遇碘显紫红色。 （　）
4. 纤维素的结构单元为 α-D-葡萄糖,通过 β-1,4-苷键连接而成,并含有支链。 （　）
5. 蔗糖既是 α-D-葡萄糖苷,也是 β-D-果糖苷。 （　）
6. 多糖没有还原性,也没有变旋光现象。 （　）
7. 大多数多糖无固定的熔点,不溶于水,没有甜味。 （　）
8. 麦芽糖是淀粉水解的中间产物,由两分子葡萄糖通过 α-1,4-苷键连接而成。 （　）
9. 溴水可以氧化醛糖和酮糖。 （　）

二、单选题

1. 下列化合物中为非还原性糖的是 （　）
   A. 葡萄糖　　　　　　　　B. 蔗糖　　　　　　　　C. 麦芽糖
   D. 果糖　　　　　　　　　E. 半乳糖
2. 下列化合物中属于还原性糖的是 （　）
   A. 麦芽糖　　　　　　　　B. 维生素 A　　　　　　C. 蔗糖
   D. 淀粉　　　　　　　　　E. 纤维素
3. 决定葡萄糖 D/L 构型的碳原子是 （　）
   A. C-1　　　　　　　　　　B. C-2　　　　　　　　　C. C-3
   D. C-4　　　　　　　　　　E. C-5
4. D-葡萄糖和 D-果糖互为 （　）
   A. 旋光异构体　　　　　　B. 官能团异构体　　　　C. 位置异构体
   D. 碳链异构体　　　　　　E. 对映体
5. D-葡萄糖与无水乙醇在干燥 HCl 催化下得到的产物属于 （　）
   A. 醇　　　　　　　　　　B. 醚　　　　　　　　　　C. 半缩醛
   D. 缩醛　　　　　　　　　E. 酯

6. D-（＋）-葡萄糖各手性碳原子的构型依次是　　　　　　　　　　　　　　（　　）

    A. 2R,3S,4S,5R　　　　　　B. 2S,3R,4S,5S　　　　　　C. 2R,3R,4S,5S

    D. 2R,3S,4R,5R　　　　　　E. 2S,3R,4R,5R

7. α-D-葡萄糖的对映异构体是　　　　　　　　　　　　　　　　　　　　　（　　）

    A. α-L-葡萄糖　　　　　　　B. β-D-葡萄糖　　　　　　　C. β-L-葡萄糖

    D. α-D-葡萄糖　　　　　　　E. α(β)-L-葡萄糖

8. 互为差向异构体的两种单糖，一定互为　　　　　　　　　　　　　　　　　（　　）

    A. 端基异构体　　　　　　　B. 互变异构体　　　　　　　C. 对映体

    D. 非对映体　　　　　　　　E. 碳链异构体

9. 下列化合物中不与溴水反应的是　　　　　　　　　　　　　　　　　　　　（　　）

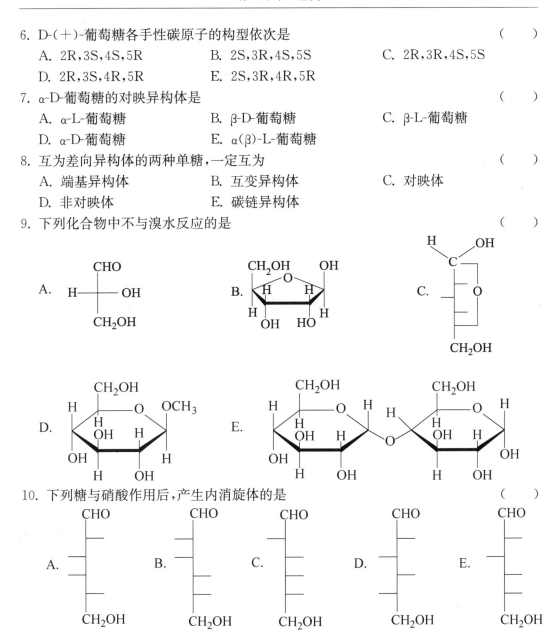

10. 下列糖与硝酸作用后，产生内消旋体的是　　　　　　　　　　　　　　　　（　　）

自测题参考答案

一、判断题

1. ╳　2. ╳　3. √　4. ╳　5. √　6. √　7. √　8. √　9. ╳

二、单选题

1. B　2. A　3. E　4. B　5. D　6. D　7. A　8. D　9. D　10. A

习题参考答案

1. （1）还原糖是指具有还原性的糖类。还原糖分子中含有游离的半缩醛(酮)羟基。

（2）苷键:是指苷类分子特有的化学键,具有缩醛性质,易被化学或生物方法裂解。糖苷键一般可分为氧苷键、氮苷键、硫苷键和碳苷键等。

（3）变旋光现象是指糖的比旋光度在溶液中向平衡值自行改变的现象。

（4）差向异构体是指含多个手性碳原子的旋光异构体之间,如果只有一个手性碳原子的构型不同,它们就互称差向异构体。

2.

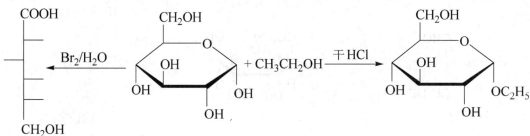

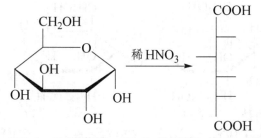

3. （1）A：D-葡萄糖　B：D-甘露糖　C：L-葡萄糖　D：D-半乳糖

（2）A 与 C 为对映异构体。

（3）A 与 B、A 与 D、B 与 C、B 与 D、C 与 D 为非对映体。

（4）A 与 B、A 与 D 为差向异构体。

4. （1）
葡萄糖 $\}$ ——溴水——> 褪色
果糖 　　　　　　不褪色

（2）
葡萄糖 $\}$ ——Tollens 试剂——> $Ag \downarrow$
蔗糖 　　　　　　（—）

（3）
麦芽糖 $\}$ ——Tollens 试剂——> $Ag \downarrow$
淀粉 　　　　　　（—）

（4）
蔗糖 $\}$ ——I_2——> （—）
淀粉 　　　　　蓝紫色

5.

（居一春）

第二十一章　脂类、甾族化合物

小　结

脂类是一类在化学组成、结构和生理功能上有较大差异,但都具有脂溶性的有机物,是维持生物体正常生命活动不可缺少的重要物质,主要包括油脂、磷脂、甾族化合物等。

一、油脂

1. 油脂是由一分子甘油和三分子高级脂肪酸形成的中性酯,天然油脂一般是混三酰甘油的混合物。组成三酰甘油的脂肪酸大多数是含有偶数碳原子的直链脂肪酸,一般碳数在 14～20 个之间。

2. 营养必需脂肪酸是指亚油酸、亚麻酸、花生四烯酸等在人体内不能合成,必须从外界获得的脂肪酸。

3. 油脂的化学性质包括皂化、加成和酸败。使 1 g 油脂完全皂化时所需氢氧化钾的毫克数称为皂化值。100 g 油脂所能吸收碘的最大克数称为碘值。中和 1 g 油脂中游离脂肪酸所需氢氧化钾的毫克数称为酸值。以上"三值"是油脂的重要分析指标。

二、类脂

1. 磷脂主要分为脑磷脂和卵磷脂,分别由乙醇胺(胆胺)、胆碱与磷脂酸结合而成。脑磷脂和卵磷脂可以根据它们在乙醇中溶解度不同进行分离。

2. 甾族化合物

甾族化合物是一大类广泛存在于动植物体内并具有重要生理活性的天然产物。其结构的共同特点为:含有一个环戊烷多氢菲的基本骨架。它主要包括甾醇、胆甾酸和甾族激素等。

甾族化合物中 B/C、C/D 环通常为反式稠合,而 A/B 环则有顺式和反式两种稠合方式。根据 C5—H 构型的不同,可以把甾族化合物的构型分为 5α-系和 5β-系。同样,环上的取代基也分为 α-取代和 β-取代,即与 C5 位上氢原子同侧的取代为 β-取代,用实线表示;与 C5 位上氢原子异侧的取代为 α-取代,用虚线表示。

自测题

一、判断题(正确的打"√",错误的打"×")

1. 油脂的加氢反应称为油脂的硬化。　　　　　　　　　　　　　　　　（　　）
2. 油脂的皂化值越大,脂肪酸的平均相对分子质量越小。　　　　　　　（　　）
3. 油脂的酸值越大,表明其质量越好。　　　　　　　　　　　　　　　（　　）

4. 卵磷脂是磷酸和胆胺所形成的酯。 （　　）

5. 甾族化合物又称类固醇化合物，含有一个环戊烷多氢菲的骨架。 （　　）

6. 甾族化合物的 A、B、C、D 四个环之间彼此连接方式都有顺反两种。 （　　）

7. 甾族化合物环上的取代基，若与 C10、C13 上两个角甲基处于环平面同侧为 α-构型。

（　　）

8. 胆固醇和胆酸分别为 5α-系和 5β-系甾族化合物。 （　　）

二、单选题

1. 天然的油脂是 （　　）
   A. 混合物　　　　　　　　B. 化合物　　　　　　　　C. 配合物
   D. 螯合物　　　　　　　　E. 纯净物

2. 油脂碘值的大小可以用来判断 （　　）
   A. 油脂的沸点　　　　B. 油脂的不饱和程度　　　C. 油脂的相对分子质量
   D. 油脂的平均相对分子质量　　E. 油脂酸败的程度

3. 人体必需脂肪酸是指 （　　）
   A. 人体内不能合成的脂肪酸　　　　　B. 人体内能合成的脂肪酸
   C. 相对分子质量很小的脂肪酸　　　　D. 相对分子质量很大的脂肪酸
   E. 自然界不存在的脂肪酸

4. 根据下列油脂的皂化值，确定其平均相对分子质量最大的是 （　　）
   A. 猪油：195～208　　　　B. 奶油：210～230　　　　C. 牛油：190～200
   D. 棉籽油：191～196　　　　E. 花生油：185～195

5. 下列说法正确的是 （　　）
   A. 脂类是一类在化学组成、结构和生理功能上比较相似的具有脂溶性的有机化合物
   B. 油脂在酸性溶液中水解的过程称为皂化
   C. 天然油脂没有恒定的熔点和沸点
   D. 油脂的碘值越大，表示油脂的不饱和度越小
   E. 油脂的皂化值越大，脂肪酸的平均相对分子质量越大

6. 下列属于甾族化合物的是 （　　）

A.

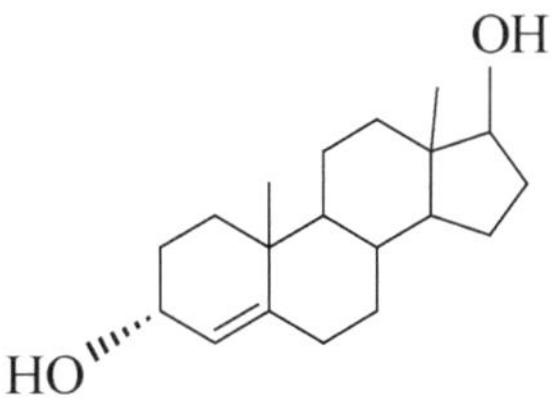

B.

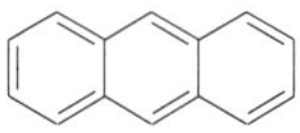

C.

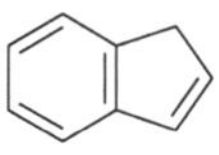

D.

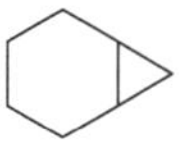

E.

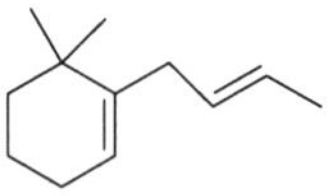

7. 根据下列油脂的碘值，确定其不饱和程度最大的是 （　　）
   A. 牛油：30～48　　　　B. 猪油：46～70　　　　C. 花生油：83～105
   D. 大豆油：127～138　　　　E. 奶油：26～28

自测题参考答案

一、判断题

1. √ 2. √ 3. ✕ 4. ✕ 5. √ 6. ✕ 7. ✕ 8. ✕

二、单选题

1. A 2. B 3. A 4. E 5. C 6. A 7. D

习题参考答案

1. (1) 苯甲酸酐　　　　　　　　　　(2) 苯甲酸乙酯
　 (3) 乙二醇二乙酸酯　　　　　　　(4) 乙二酸甲乙酯
　 (5) α-软脂酰-β-硬脂酰-α'-油酰甘油

2. (1) 皂化值:使 1 g 油脂完全皂化所需要的氢氧化钾的毫克数称为皂化值。根据皂化值的大小,可以判断油脂中所含脂肪酸的平均相对分子质量大小。皂化值越大,脂肪酸的平均相对分子质量越小。
　 (2) 碘值:把 100 g 油脂所吸收的碘的克数称为碘值。根据碘值,可以判断油脂组成中脂肪酸的不饱和程度。碘值大,表示油脂的不饱和程度大。
　 (3) 酸败:油脂长期贮存,会逐渐变质,产生难闻气味,这种变化称为酸败。
　 (4) 硬化:油脂的催化加氢反应称为油脂的硬化。油脂可以通过加氢使其不饱和程度降低,液态的油就能转化为半固态和固态的脂肪。经氢化后的油脂不易被氧化,熔点升高,有利于贮存和运输。

3. 甾族化合物的母体的骨架如下:

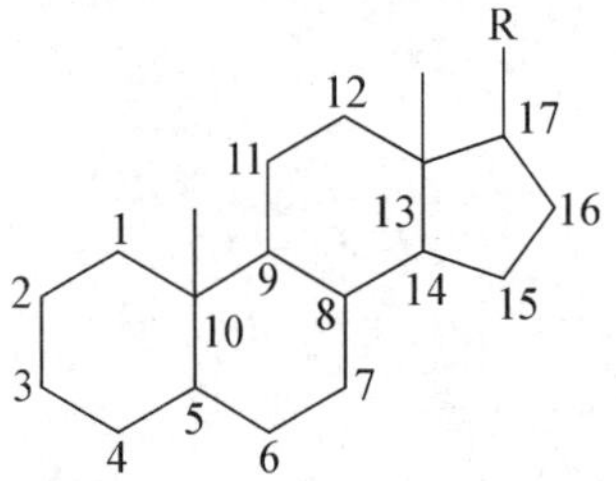

常见的甾族化合物(答案略)。

4. 油脂的结构通式如下:

$$CH_2-OCOR$$
$$CH-OCOR'$$
$$CH_2-OCOR''$$

5. 天然油脂中的脂肪酸绝大多数是含偶数碳原子的饱和及不饱和直链脂肪酸,在高等动植物体内主要是十二碳以上的高级脂肪酸,十二碳以下的低级脂肪酸多存在于哺乳动物的乳脂中。

6. 胆酸的结构如下：

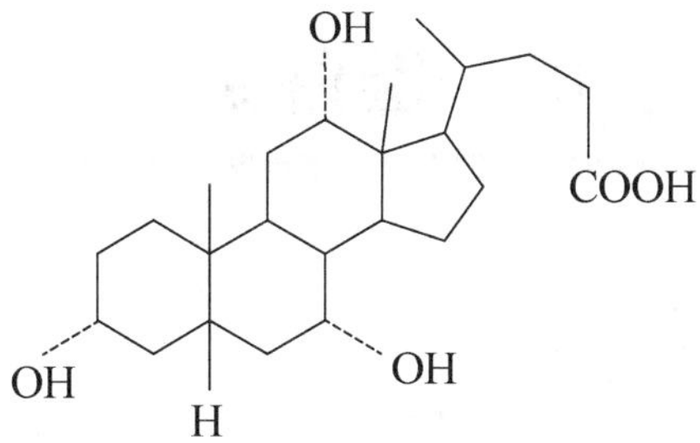

3α,7α,12α-三羟基-5β-胆甾烷-24-酸

胆酸的 A 环和 B 环是顺式并联，5β-系，环上的羟基为 α-取代。

（居一春）

第二十二章 氨基酸、多肽、蛋白质

小 结

　　氨基酸是组成蛋白质的基本结构单元,存在于生物体内能合成蛋白质的编码氨基酸主要有 20 种,它们在化学结构上都具有共同的特征,即属于 α-氨基酸(脯氨酸除外,为 α-亚氨基酸)。不同的编码氨基酸,只是侧链 R 基部分有所不同。除甘氨酸外,其余编码氨基酸的 α-碳原子都是手性碳原子,都具有旋光性,且均属 L-构型;其中半胱氨酸为 R 构型,其余皆为 S 构型。

　　氨基酸的化学性质与分子中所含有的羧基、氨基和侧链 R 基有关。氨基酸是两性离子,在水溶液中以阳离子、阴离子和偶极离子三种形式存在,它们之间形成一动态平衡;当氨基酸所带正、负电荷相当,呈电中性时溶液的 pH 称为该氨基酸的等电点,用 pI 表示。

　　氨基酸残基间以肽键相连的一类化合物称为多肽,肽键是构成肽和蛋白质的基本化学键,是构成蛋白质特殊构象的基础。肽键与相邻的两个 α-碳原子位于同一平面,该平面称为肽键平面;肽键具有部分双键的性质,主要呈较为稳定的反式构型。

　　蛋白质种类繁多,结构复杂,任何一种蛋白质分子在天然状态下均具有独特而稳定的构象,通常将蛋白质的结构分为一级、二级、三级和四级结构加以研究。蛋白质分子中氨基酸残基在肽链中的排列顺序称为一级结构,肽键是蛋白质一级结构中连接氨基酸残基的主要化学键。

　　蛋白质的构象又称高级结构,指的是蛋白质分子中所有原子在三维空间的排布,主要包括蛋白质的二级结构、三级结构和四级结构。肽键为蛋白质分子的主键,而维持其空间结构的副键有氢键、二硫键、盐键、酯键和疏水键等等。

　　蛋白质的性质取决于蛋白质的分子组成和结构特征,一方面具有某些与氨基酸相似的性质,另外又具有一些高分子化合物的性质。蛋白质具有高分子的胶体性质,也具有两性解离、等电点及显色反应等。此外,受物理因素和化学因素的影响还可发生蛋白质的变性和沉淀。

自测题

一、判断题(正确的打"√",错误的打"×")

1. α-氨基酸可与水合茚三酮反应,生成黄色化合物。　　　　　　　　　　(　)

2. 利用与 HNO_2 的反应,可测定氨基酸中氨基的含量。　　　　　　　　(　)

3. 构成蛋白质的 α-氨基酸都具有旋光性。　　　　　　　　　　　　　　(　)

4. α-氨基酸既能溶于强酸又能溶于强碱溶液中。　　　　　　　　　　　(　)

5. 甘氨酸分子中含有一个氨基和一个羧基,故其等电点等于 7。　　　　　(　　)

6. 丙氨酸与碱共热后可生成乳酸。　　　　　　　　　　　　　　　　(　　)

7. 多肽、蛋白质分子肽键中的 C—N 键能够自由旋转。　　　　　　　　(　　)

8. 半胱氨酸可被氧化生成以二硫键相连的胱氨酸。　　　　　　　　　　(　　)

9. 通常蛋白质变性时,其主链肽键未被破坏。　　　　　　　　　　　　(　　)

10. 某蛋白质水溶液 pH>7,则其等电点 pI<7。　　　　　　　　　　　(　　)

二、单选题

1. 天然蛋白质水解得到的旋光性氨基酸的构型为　　　　　　　　　　(　　)
   A. R-构型　　　　　　　　B. S-构型　　　　　　　　C. D-构型
   D. L-构型　　　　　　　　E. Z-构型

2. 天冬氨酸($pI=2.77$)溶于水后,在电场中　　　　　　　　　　　　(　　)
   A. 向正极移动　　　　　　B. 向负极移动　　　　　　C. 不移动
   D. 易水解　　　　　　　　E. 易沉淀

3. 与 HNO_2 作用不放出 N_2 的氨基酸是　　　　　　　　　　　　　(　　)
   A. 组氨酸　　　　　　　　B. 赖氨酸　　　　　　　　C. 脯氨酸
   D. 半胱氨酸　　　　　　　E. 谷氨酸

4. 多肽链中的肽键具有什么样的结构　　　　　　　　　　　　　　　(　　)
   A. 四面体　　　　　　　　B. 直线形　　　　　　　　C. 平面形
   D. α-螺旋　　　　　　　　E. β-折叠

5. 氨基酸溶液在等电点时　　　　　　　　　　　　　　　　　　　(　　)
   A. 带负电荷　　　　　　　B. 带正电荷　　　　　　　C. 不带电荷
   D. 带等量正、负电荷　　　E. 带电状况不定

6. 下列化合物中含有二硫键的是　　　　　　　　　　　　　　　　(　　)
   A. 半胱氨酸　　　　　　　B. 甲硫氨酸　　　　　　　C. 丝氨酸
   D. 谷氨酸　　　　　　　　E. 胱氨酸

7. 水合茚三酮可用于检出　　　　　　　　　　　　　　　　　　　(　　)
   A. 甘油　　　　　　　　　B. 苯甲酸　　　　　　　　C. 亮氨酸
   D. 乙醚　　　　　　　　　E. 葡萄糖

8. 在强碱溶液中与稀 $CuSO_4$ 溶液作用,出现紫红色的化合物的是　　　(　　)
   A. 甘氨酸　　　　　　　　B. 尿素　　　　　　　　　C. 葡萄糖
   D. 丙氨酰甘氨酸　　　　　E. 异亮氨酰丙氨酰丝氨酸

9. 某生物活性多肽在蒸馏水中带正电荷,它的等电点可能是　　　　　(　　)
   A. 7.00　　　　　　　　　B. 10.34　　　　　　　　C. 2.12
   D. 5.78　　　　　　　　　E. 6.86

10. 维持蛋白质立体结构的副键不包括　　　　　　　　　　　　　　(　　)
    A. 氢键　　　　　　　　　B. 二硫键　　　　　　　　C. 疏水键
    D. 酯键　　　　　　　　　E. 肽键

自测题参考答案

一、判断题

1. ✗ 2. ✓ 3. ✗ 4. ✓ 5. ✗ 6. ✗ 7. ✗ 8. ✓ 9. ✓ 10. ✗

二、单选题

1. D 2. A 3. C 4. C 5. D 6. E 7. C 8. E 9. B 10. E

习题参考答案

1. 组成天然蛋白质的氨基酸有 20 种,属于 α-氨基酸(脯氨酸除外,为 α-亚氨基酸)。

2. 当氨基酸的酸性解离与碱性解离相等,即所带的正、负电荷数相等(氨基酸处于等电状态),此时溶液的 pH 称为该氨基酸的等电点。中性氨基酸的等电点小于 7,这是由于其羧基的酸式解离略大于氨基的碱式解离。

3.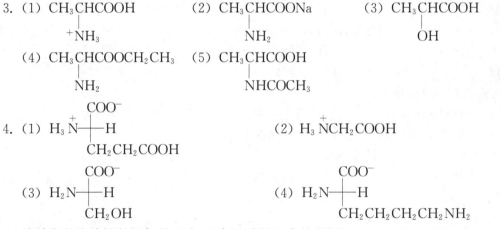

5. 肽单位是指肽键与相邻的两个 α-碳原子所组成的基团(—Cα—CO—NH—Cα—)。肽键为平面结构;具有部分双键的性质;且与 C—N 键相连的 O 与 H 或两个 Cα 原子之间一般呈较稳定的反式构型。

6. 肽键是蛋白质结构的主键;蛋白质结构中的副键包括氢键、二硫键、盐键、疏水作用力、酯键、范德华力、配位键。

7. 水溶液呈酸性,因为这时羧基的离解度大于氨基的离解度。要使该白蛋白处于等点状态,应加酸以抑制羧基的离解。在生理条件下,人血清白蛋白电泳时向正极移动。

(姜慧君)

第二十三章　核酸

小　结

核酸可分为核糖核酸(RNA)和脱氧核糖核酸(DNA)两类,二者在组成、结构、功能上不同。核酸的基本组成单位是核苷酸,每个核苷酸是由磷酸、戊糖和碱基组成。戊糖分为核糖和脱氧核糖两种,碱基有嘌呤碱和嘧啶碱两种。戊糖与碱基之间通过 β 糖苷键形成核苷,核苷与磷酸之间通过磷酸酯键形成核苷酸,核苷酸之间通过磷酸二酯键连接。

核酸的一级结构是指多核苷酸链上核苷酸(碱基)的种类、数量及排列顺序,一级结构决定了核酸的特征和生理作用。

DNA 的二级结构是两条反向平行脱氧多核苷酸链形成的右手双螺旋结构。碱基遵循"互补规律"结合成互补碱基对。通过碱基间的氢键和碱基平面间的分子间作用力来稳定双螺旋结构,DNA 碱基互补规律($A = T$、$C \equiv G$)是 DNA 复制、转录、RNA 逆转录的分子基础。

RNA 为单链结构,在局部区域内单链回折碱基互补配对($A = U$、$C \equiv G$)形成局部假双链结构,不能配对的碱基形成环状突起,构成 RNA 的二级结构和三级结构。

单核苷酸除组成核酸外,还可以以游离状态或以衍生物的形式存在于生物体内。在体内的物质代谢过程中起着重要的作用。如果在腺苷酸(AMP)的 $5'$ 位的磷酸上再与第二个磷酸分子结合,就成为腺苷二磷酸(ADP)。ADP 还可以继续在 $5'$ 位上磷酸化而成为腺苷三磷酸(ATP)。ADP 和 ATP 等构成能量贮存和运转系统。核苷酸还可以有一种特殊的形式,即环核苷酸,其中以 $3',5'$-环腺苷酸(cAMP)和 $3',5'$-环鸟苷酸(cGMP)较为重要。它们是许多肽类激素发挥作用的媒介。

DNA 为白色纤维状固体,RNA 为白色粉末。它们都微溶于水,但易溶于稀碱,其钠盐在水中溶解度较大。两者均不溶于一般的有机溶剂。核酸是两性化合物,但酸性强于碱性,所以能与金属离子成盐,也能与一些碱性化合物生成复合物。核酸具有紫外吸收性,最大紫外吸收值位于波长 260 nm 处。

自测题

一、判断题(正确的打"√",错误的打"×")

1. DNA 与 RNA 的唯一区别是核糖不同。　　　　　　　　　　　　　　　　（　　）
2. 核苷是戊糖与碱基之间通过 β-糖苷键形成的。　　　　　　　　　　　　（　　）
3. RNA 中大部分是 rRNA。　　　　　　　　　　　　　　　　　　　　　（　　）
4. 脱氧核苷酸通过 $3',5'$-磷酸二酯键连接形成 DNA。　　　　　　　　　　（　　）
5. 遗传的高保真性通过碱基互补达到。　　　　　　　　　　　　　　　　　（　　）

二、单选题

1. RNA 完全水解后不含有　　　　　　　　　　　　　　　　　　　　（　　）
   A. 尿嘧啶　　　　　　　　B. 胞嘧啶　　　　　　　　C. 胸腺嘧啶
   D. 腺嘌呤　　　　　　　　E. 鸟嘌呤

2. 下列物质中仅存在于 DNA 中而不存在于 RNA 中的是　　　　　　（　　）
   A. 核糖　　　　　　　　　B. 胞嘧啶　　　　　　　　C. 腺嘌呤
   D. 脱氧核糖　　　　　　　E. 磷酸

3. 核酸的组成单元是　　　　　　　　　　　　　　　　　　　　　　（　　）
   A. 戊糖　　　　　　　　　B. 嘧啶碱　　　　　　　　C. 嘌呤碱
   D. 核苷　　　　　　　　　E. 核苷酸

4. 核酸链是通过什么键连接而成的　　　　　　　　　　　　　　　　（　　）
   A. 肽键　　　　　　　　　B. 苷键　　　　　　　　　C. 磷酸酯键
   D. 氢键　　　　　　　　　E. 二硫键

5. 核酸中碱基与戊糖相连的键是　　　　　　　　　　　　　　　　　（　　）
   A. 氧苷键　　　　　　　　B. 氮苷键　　　　　　　　C. 碳苷键
   D. 氢键　　　　　　　　　E. 磷酸酯键

自测题参考答案

一、判断题

1. ×　2. √　3. √　4. √　5. √

二、单选题

1. C　2. D　3. E　4. C　5. B

习题参考答案

1. DNA 和 RNA 在结构和组成上的差异如下所示：

水解产物类别	RNA	DNA
酸	磷酸	磷酸
戊糖	核糖	脱氧核糖
嘌呤碱	腺嘌呤(A),鸟嘌呤(G)	腺嘌呤(A),鸟嘌呤(G)
嘧啶碱	胞嘧啶(C),尿嘧啶(U)	胞嘧啶(C),胸腺嘧啶(T)

2.

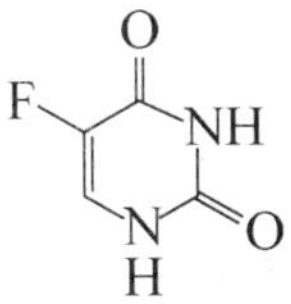

5-氟尿嘧啶 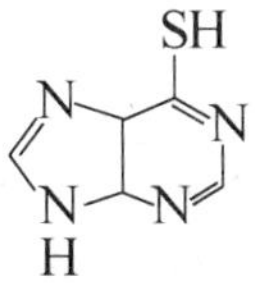　　　　　　　　6-巯基嘌呤

3. DNA 链由脱氧核糖和磷酸基通过 $3',5'$-磷酸二酯键交替连接而成。两条 DNA 链绕一个共同轴心以右手方向盘旋,方向平行且走向相反,形成双螺旋构型,主链处于螺旋的外侧。碱基对(base pair)位于螺旋的内侧,垂直于螺旋轴,通过糖苷键与主链糖基相连。同一平面的碱基在两条主链之间形成碱基对,碱基总是腺嘌呤(A)与胸腺嘧啶(T)和鸟嘌呤(G)与胞嘧啶(C)相配对。碱基对靠氢键维系,且 A 与 T 间形成两个氢键,G 与 C 之间形成三个氢键。磷酸骨架位于两条链外侧,带负电性。

（何广武）

综合测试题一

一、单选题(每题 2 分,共 15 题,计 30 分)

1. B 的物质的量浓度与质量浓度之间的关系为 ( )
   A. $c_B = \rho_B$ B. $c_B = \rho_B \cdot M_B$ C. $c_B = \rho_B / M_B$ D. $c_B = \rho_B \cdot V$

2. 下列溶液中,会使红细胞发生溶血的是 ( )
   A. $9.0\ \text{g} \cdot \text{L}^{-1}\ NaCl(M_r=58.5)$ B. $4.5\ \text{g} \cdot \text{L}^{-1}\ NaCl$
   C. $50.0\ \text{g} \cdot \text{L}^{-1}$ 葡萄糖$(M_r=180)$ D. $20.0\ \text{g} \cdot \text{L}^{-1}\ NaHCO_3(M_r=84)$

3. 等体积 $0.008\ \text{mol} \cdot \text{L}^{-1}$ KI 溶液和 $0.010\ \text{mol} \cdot \text{L}^{-1}$ $AgNO_3$ 溶液混合制备 AgI 溶胶。下列三种电解质的聚沉能力由大到小的顺序为 ( )
   A. $AlCl_3 > MgSO_4 > Na_3PO_4$ B. $Na_3PO_4 > MgSO_4 > AlCl_3$
   C. $AlCl_3 > Na_3PO_4 > MgSO_4$ D. $Na_3PO_4 > AlCl_3 > MgSO_4$

4. 表面活性物质是 ( )
   A. 能形成负吸附的物质   B. 能增加系统表面能的物质
   C. 能降低系统内部能量的物质   D. 能降低溶剂表面张力的物质

5. 水的离子积常数 $K_w^\ominus$ 关系式适用于 ( )
   A. 纯水   B. 中性溶液
   C. 酸性和碱性溶液   D. 以上都适用

6. 根据酸碱质子理论,下列说法不正确的是 ( )
   A. 酸碱反应的实质是两对共轭酸碱对之间的质子传递反应
   B. 共轭酸碱对中,共轭酸的酸性越强,则其共轭碱的碱性越弱
   C. 酸碱反应时,强酸反应后变为弱酸
   D. 两性物质既可以给出质子,也可以接受质子

7. 反应 $NO(g) + CO(g) \rightleftharpoons \frac{1}{2} N_2(g) + CO_2(g)$,正反应为放热反应,预期在下列何种条件下有利于使有害气体 $NO(g)$ 和 $CO(g)$ 取得较高的转化率 ( )
   A. 低温、高压   B. 高温、高压
   C. 低温、低压   D. 高温、低压

8. 欲配制 pH=9.0 的缓冲溶液,最好选用下列缓冲系中的 ( )
   A. 邻苯二甲酸$(pK_{a1}=2.950; pK_{a2}=5.408)$
   B. 甲酸$(pK_a=3.745)$
   C. 碳酸$(pK_a=6.35)$
   D. 硼酸$(pK_a=9.236)$

9. 已知反应 $2N_2O_3 + O_2 \rightarrow 4NO_2$,当 $\dfrac{dc_{N_2O_3}}{dt}=0.50\ \text{mol} \cdot \text{L}^{-1} \cdot \text{min}^{-1}$ 时,$\dfrac{dc_{NO_2}}{dt}$ 的数值是
   ( )

A. 0.25　　　　　　B. 0.50　　　　　　C. 1.0　　　　　　D. 2.0

10. 已知 $\varphi^{\ominus}(Fe^{2+}/Fe)=-0.447$ V, $\varphi^{\ominus}(Ag^+/Ag)=0.799\,6$ V, $\varphi^{\ominus}(Fe^{3+}/Fe^{2+})=0.771$ V, 标准状态下,上述电对中最强的氧化剂和还原剂分别是　　　　　　　　　(　)

　　A. Ag^+,Fe^{2+}　　B. Ag^+,Fe　　C. Fe^{3+},Fe　　D. Fe^{2+},Ag

11. 电池反应: $2MnO_4^- +16H^+ +10Cl^- ===2Mn^{2+} +5Cl_2 +8H_2O$ 的电子转移数 n 为

(　)

　　A. 1　　　　　　　B. 2　　　　　　　C. 5　　　　　　　D. 10

12. 假定某一电子有下列成套量子数(n、l、m、s),其中不可能存在的是　　　(　)

　　A. 3,2,2,1/2　　　　　　　　　B. 3,1,−1,1/2

　　C. 1,0,0,−1/2　　　　　　　　D. 2,−1,0,1/2

13. 下列分子中,C原子与H原子用来键合的轨道为sp—s的是　　　　　　(　)

　　A. CH_4　　　　　B. C_2H_4　　　　　C. C_2H_2　　　　　D. C_2H_6

14. 水具有反常的高沸点是由于存在着　　　　　　　　　　　　　　(　)

　　A. 共价键　　　　B. 孤对电子　　　C. 取向力　　　　D. 氢键

15. 下列试剂中与中心原子形成五元环螯合物的是　　　　　　　　　(　)

　　A. $C_2O_4^{2-}$　　　　　　　　　　B. CH_3NH_2

　　C. $H_2NCH_2CH_2CH_2NH_2$　　　　D. $H_2NCH_2CH_2COO^-$

二、判断题(每题1分,共10题,计10分)

1. 质量作用定律适用于一步完成的元反应,而化学平衡定律适用于任何可逆反应。

(　)

2. H_2CO_3 的共轭碱是 CO_3^{2-} 。　　　　　　　　　　　　　　　　(　)

3. NH_4Cl—$NH_3 \cdot H_2O$ 缓冲溶液的 pH 大于7,所以不能抵抗少量强碱。　(　)

4. 饱和甘汞电极中,增加金属 Hg 或糊状 Hg_2Cl_2 的量,一般不会影响电极电势。(　)

5. 标准氢电极的电极电势为零,是人为规定的。　　　　　　　　　　(　)

6. s电子在球面轨道上运动,p电子在双球面轨道上运动。　　　　　　(　)

7. 当主量子数 $n=1$ 时,有自旋相反的2条轨道。　　　　　　　　　(　)

8. 原子形成的共价键数目可以超过该基态原子的未成对电子数。　　　(　)

9. 医学上用依地酸(乙二胺四乙酸,H_4Y)排除铅毒,形成的配离子$[PbY]^{2-}$中Pb^{2+}的配位数为1。　　　　　　　　　　　　　　　　　　　　　　　　(　)

10. 分光光度法是根据物质的吸收光谱及光的吸收定律对物质进行定性、定量分析的一种方法。　　　　　　　　　　　　　　　　　　　　　　　　　　(　)

三、填空题(每空1分,计20分)

1. 硫酸瓶上的标记是80% H_2SO_4,相对分子质量 $M_r=98.0$,密度 $d=1.73$ g $\cdot$ mL^{-1},该硫酸的物质的量浓度为_____mol $\cdot$ L^{-1} 。

2. 一位糖尿病患者每天排出 pH=5.7 的尿 1 200 mL,他一天排出_____mol H$^+$ 。

3. NH_3—NH_4Cl 缓冲溶液的 pK$_b$=4.75,其缓冲范围为_____。

4. 一定温度下,HAc 溶液中若加入少量 NaAc 晶体,则溶液中 HAc 的解离度 α 将_____, 溶液的 pH 将_____,K_a(HAc)将_____。(填入"增大"、"减小"或"不变")

5. 已知苯酚 C_6H_5OH 的 $K_a = 1.3 \times 10^{-10}$，则浓度为 $0.10 \ mol \cdot L^{-1}$ 的苯酚钠溶液的 $[OH^-] = \underline{\hspace{2cm}} mol \cdot L^{-1}$。

6. 人体血浆中最重要的缓冲对是 $\underline{\hspace{2cm}}$，其中抗酸成分是 $\underline{\hspace{2cm}}$。

7. $Na_2S_4O_6$ 中 S 元素的氧化值是 $\underline{\hspace{2cm}}$，H_2O_2 中 O 元素的氧化值是 $\underline{\hspace{2cm}}$。

8. 某一级反应的半衰期是 $40.0 \ min$，则该反应的速率常数是 $\underline{\hspace{2cm}} min^{-1}$。

9. 写出 $_{26}Fe$ 元素核外电子排布式：$\underline{\hspace{2cm}}$，该元素处于第 $\underline{\hspace{2cm}}$ 周期 $\underline{\hspace{2cm}}$ 族。

10. 共价键具有 $\underline{\hspace{2cm}}$ 和 $\underline{\hspace{2cm}}$，通常 σ 键比 π 键 $\underline{\hspace{2cm}}$。

11. 配合物 $[Fe(en)_3]_2(SO_4)_3$ 命名为 $\underline{\hspace{3cm}}$，中心原子的配位数是 $\underline{\hspace{2cm}}$。

四、简答题(10 分)

用杂化轨道理论说明 NH_3 分子是三角锥结构而 BF_3 分子是平面三角形结构(用轨道方框图表示)，指出它们的成键情况(包括成键所用轨道、键的类型)。

五、计算题(每题 10 分，共 3 题，计 30 分)

1. 已知某氯化钠($NaCl$)溶液质量浓度为 $9 \ g \cdot L^{-1}$，则该溶液的物质的量浓度是多少？渗透浓度是多少？判断该溶液是等渗、高渗还是低渗溶液。

2. 欲配制 $pH = 5.10$ 的缓冲溶液，应在 $500 \ mL \ 0.10 \ mol \cdot L^{-1}$ 的 HAc 溶液中加同浓度的 NaOH 溶液多少毫升？(忽略溶液混合时的体积变化)已知 HAc 的 $pK_a = 4.75$。

3. 在 $298.15 \ K$ 时，测得下列电池的电动势 $E = 0.436 \ V$，计算 Ag^+ 的浓度。
$$(-)Cu|Cu^{2+}(0.010 \ mol \cdot L^{-1}) \parallel Ag^+(c)|Ag(+)$$
已知 $\varphi^\ominus(Cu^{2+}/Cu) = 0.341\,9 \ V$，$\varphi^\ominus(Ag^+/Ag) = 0.799\,6 \ V$。

参考答案

一、单选题

1. C 2. B 3. B 4. D 5. D 6. C 7. A 8. D 9. C 10. B 11. D 12. D
13. C 14. D 15. A

二、判断题

1. √ 2. × 3. × 4. √ 5. √ 6. × 7. × 8. √ 9. × 10. √

三、填空题

1. 14.1 2. 2.4×10^{-6} 3. 8.25~10.25 4. 减小 增大 不变 5. 2.77×10^{-3}
6. $H_2CO_3—HCO_3^-$ HCO_3^- 7. $+5/2$ -1 8. 0.017 3 9. $[Ar]3d^6 4s^2$ 四 Ⅷ
10. 方向性 饱和性 牢固 11. 硫酸三(乙二胺)合铁(Ⅲ) 6

四、简答题

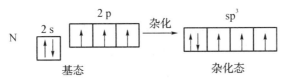

NH_3 中心原子采用不等性 sp^3 杂化,所以 NH_3 的空间构型是三角锥形;N 和三个氢原子之间均形成 σ 键,成键所用轨道分别为 sp^3 和 s 轨道。

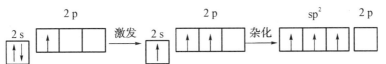

(B原子价层电子组态)   (3个原子轨道)   (3个sp^2杂化轨道)

BF_3 中心原子采用 sp^2 杂化,所以是平面三角形;B 和三个氢原子之间均形成 σ 键,成键所用轨道分别为 sp^2 和 s 轨道。

五、计算题

1. $c_{NaCl} = \dfrac{9}{58.5} = 0.154 \text{ mol} \cdot L^{-1}$

$c_{os} = 2 \times 0.154 \times 1\ 000 = 308 \text{ mmol} \cdot L^{-1}$

该溶液为等渗溶液。

2. HAc 溶液中加入 NaOH 后,发生如下反应:

$$HAc + NaOH = NaAc + H_2O$$

由反应式可知,反应中生成的 Ac^- 的物质的量等于加入的 NaOH 的物质的量,也等于被反应掉的 HAc 的物质的量。根据缓冲溶液 pH 计算公式,可知

$$pH = pK_{HAc} + \lg \frac{n_{Ac^-}}{n_{HAc}} = pK_{HAc} + \lg \frac{n_{NaOH}}{n_{0,HAc} - n_{NaOH}}$$

由于 HAc 和 NaOH 两溶液的浓度相等,则上式可转化为:

$$5.10 = 4.75 + \lg \frac{V_{NaOH}}{500 - V_{NaOH}}$$

$$\therefore V(NaOH) = 346 \text{ mL}$$

3. 由电池组成式可知原电池的电池电动势 E 为:

$$E = \varphi_{Ag^+/Ag} - \varphi_{Cu^{2+}/Cu}$$

根据能斯特方程可得:

$$\varphi_{Cu^{2+}/Cu} = \varphi^{\ominus}_{Cu^{2+}/Cu} + \frac{0.0592}{2} \lg c_{Cu^{2+}} = 0.3419 + \frac{0.0592}{2} \lg 0.010 = 0.2827 \text{ V}$$

因此

$$\varphi_{Ag^+/Ag} = E + \varphi_{Cu^{2+}/Cu} = 0.436 + 0.2827 = 0.7187 \text{ V}$$

$$\varphi_{Ag^+/Ag} = \varphi^{\ominus}_{Ag^+/Ag} + 0.0592 \lg c_{Ag^+} = 0.7996 + 0.0592 \lg c_{Ag^+} = 0.7187$$

$$\therefore c(Ag^+) = 0.043 \text{ mol} \cdot L^{-1}$$

综合测试题二

一、**判断题**(正确的打"√",错误的打"×",每题 1 分,计 10 分)

1. 在弱酸溶液中加入该弱酸的盐,该溶液的 pH 变小。 （ ）
2. 酸性缓冲溶液可抵抗外来少量碱,而不能抵抗外来少量酸;碱性缓冲溶液可抵抗外来少量酸,而不能抵抗外来少量碱。 （ ）
3. 配位化合物的稳定常数较大者,其稳定性必然较强。 （ ）
4. 把过量的 $AgNO_3$ 加入 KI 溶液中,制得的 AgI 溶胶带负电。 （ ）
5. H_2O 分子的氧原子与 CO_2 分子的碳原子一样都是采取 sp 杂化。 （ ）
6. 乳化剂是表面活性物质,其作用为降低液－液界面张力,形成保护膜。 （ ）
7. 临床上用两种等渗溶液,按任意比例混合,都能得到等渗溶液。 （ ）
8. 在配合物中,中心原子的配位数总等于配位体的个数。 （ ）
9. 波函数是描述核外电子空间运动状态的函数式,每个波函数代表电子的一种空间运动状态。 （ ）
10. 缓冲溶液适当稀释时,溶液的 pH 基本不变,其缓冲容量也保持不变。 （ ）

二、**选择题**(只有一个正确答案,每题 2 分,计 40 分)

1. 在下列溶液中,会使红细胞发生"溶血"现象的是 （ ）
   A. $9.0\ g \cdot L^{-1}$ NaCl 溶液   B. $0.9\ g \cdot L^{-1}$ NaCl 溶液
   C. $50\ g \cdot L^{-1}$ 葡萄糖溶液   D. $100\ g \cdot L^{-1}$ 葡萄糖溶液
2. 欲使用半透膜隔开的葡萄糖溶液和 NaCl 溶液之间不发生渗透现象,应使两溶液的
     （ ）
   A. 质量浓度相同   B. 质量分数相同
   C. 渗透浓度相同   D. 物质的量的浓度相同
3. 在液体中加入表面活性剂时,可能发生的情况是 （ ）
   A. 能显著增大液体的表面张力   B. 不改变液体的表面张力
   C. 能显著降低液体的表面张力   D. 三种说法都不对
4. 对 As_2S_3 负溶胶聚沉能力最强的是 （ ）
   A. NaCl   B. $CaCl_2$ C. $AlCl_3$ D. Na_3PO_4
5. 在 $0.1\ mol \cdot L^{-1}$ $NH_3 \cdot H_2O$ 溶液中加一些 NH_4Cl 固体,则 （ ）
   A. NH_3 的 K_b 增大   B. NH_3 的 K_b 减小
   C. 溶液的 pH 增大   D. 溶液的 pH 减小
6. 已知 HCN 的 $K_a = 6.16 \times 10^{-10}$,则 CN^- 的 K_b 为 （ ）
   A. 1.6×10^{-5} B. 5.0×10^{-10}
   C. 2.2×10^{-6} D. 5.0×10^{-4}
7. 在 pH＝3 的 HAc($K_a = 1.76 \times 10^{-5}$)溶液中,HAc 的浓度(单位:$mol \cdot L^{-1}$)为 （ ）

A. 5.7×10^{-2} B. 1.0×10^{-4}

C. 1.32×10^{-3} D. 3.3×10^{-4}

8. 酸的强度取决于   (   )

A. 酸分子中 H 的数目   B. α

B. K_a D. 溶解度

9. 水的共轭酸是   (   )

A. H^+ B. OH^- C. H_3O^+ D. H_2O

10. 人体中含量最高的抗酸成分是   (   )

A. HPO_4^{2-} B. HCO_3^- C. CO_3^{2-} D. $H_2PO_4^-$

11. 若要配制 pH=9.0 的缓冲溶液,较为合适的缓冲对为   (   )

    A. 甲酸钠和甲酸($K_a=1.8\times10^{-4}$)   B. 乙酸钠和乙酸($K_a=1.8\times10^{-5}$)

    C. 氯化铵和氨水($K_b=1.8\times10^{-5}$)   D. 碳酸钠和碳酸氢钠($K_a=5.6\times10^{-11}$)

12. 下列缓冲溶液中,缓冲能力最强的是   (   )

    A. $0.1\ mol\cdot L^{-1}\ NH_3\cdot H_2O$ 和 $0.1\ mol\cdot L^{-1}\ NH_4Cl$ 等体积混合溶液

    B. $0.2\ mol\cdot L^{-1}\ NH_3\cdot H_2O$ 和 $0.2\ mol\cdot L^{-1}\ NH_4Cl$ 等体积混合溶液

    C. $0.2\ mol\cdot L^{-1}\ NH_3\cdot H_2O$ 和 $0.2\ mol\cdot L^{-1}\ NH_4Cl$ 以 2:1 体积比混合溶液

    D. $0.1\ mol\cdot L^{-1}\ NH_3\cdot H_2O$ 和 $0.1\ mol\cdot L^{-1}\ NH_4Cl$ 以 2:1 体积比混合溶液

13. 下述何种物质不能起酸的作用   (   )

A. HSO_4^- B. NH_4^+ C. H_2O D. NaH

14. 已知 $K_b(NH_3)=1.8\times10^{-5}$,则 $0.02\ mol\cdot L^{-1}\ NH_4Cl$ 溶液的 pH 是   (   )

A. 4   B. 8.5   C. 5.47   D. 6.8

15. 缓冲溶液的缓冲范围是   (   )

A. $pH\pm1$ B. $K_a\pm1$ C. $K_b\pm1$ D. $pK_a\pm1$

16. $[Co(SCN)_4]^{2-}$ 中钴的氧化值和配位数分别是   (   )

A. $-2,4$ B. $+2,4$ C. $+3,2$ D. $+2,12$

17. 在下列化合物中,最稳定的是   (   )

A. $Co(NO_3)_3$ B. $[Co(NH_3)_6](NO_3)_3$

C. $[Co(NH_3)_6]Cl_2$ D. $[Co(en)_3]Cl_3$

18. 有一电子有成套量子数(n、l、m、s),其中不可能存在的是   (   )

A. 3,2,2,1/2   B. 3,1,-1,1/2

C. 1,0,0,$-1/2$ D. 2,-1,0,1/2

19. He 的 E_{1s} 与 Kr 的 E_{1s} 相比,应有   (   )

A. $E_{1s,He}=E_{1s,Kr}$ B. $E_{1s,He}<E_{1s,Kr}$

C. $E_{1s,He}>E_{1s,Kr}$ D. $E_{1s,He}\ll E_{1s,Kr}$

20. 氢原子的 s 轨道波函数   (   )

A. 与 θ、ϕ 无关   B. 与 θ 有关

C. 与 θ、ϕ 有关   D. 与 r 无关

三、**填空题**(每空 1 分,计 20 分)

1. 产生渗透现象的条件是_____和_____。

2. 配合物$[Fe(en)_3]Cl_3$命名为_____,配体是_____,配位数为_____。

3. 正常人体的温度为37 ℃,实验测得人的血浆的渗透压为780 kPa,则血浆的渗透浓度为_____。

4. 基态$_{24}$Cr原子核外电子构型为_____。

5. F_2,BF_3,CH_3F,CF_4中空间构型是正三角形的是_____。

6. CH_3F,C_2H_5OH,HF,C_2H_3COOH中不能形成分子间氢键的是_____。

7. $BeCl_2$、BF_3、$SiCl_4$、H_2S中属于极性分子的是_____。

8. 对多电子原子来说,影响轨道能量高低的因素除了主量子数外,还有_____。

9. 我国化学家徐光宪提出能级的相对高低与n和l的关系是_____,其值越大,轨道能量越高。

10. 已知 $\varphi^{\ominus}(Fe^{3+}/Fe^{2+})=0.771$ V,$\varphi^{\ominus}(MnO_4^-/Mn^{2+})=1.51$ V,$\varphi^{\ominus}(F_2/F^-)=2.87$ V,在标准状态下,上述三个电对中,最强的氧化剂是_____。

11. Fe_3O_4中的Fe的氧化值是_____。

12. 电极反应$Cu^{2+}+2e\rightleftharpoons Cu$,当$Cu^{2+}$浓度变小时,其电极电势_____。

13. $3p_z$的量子数是$n=$_____,$l=$_____,$m=$_____。

14. 基态氢原子的1s电子云中,离核越近,电子出现的_____越大。

15. 胶体分散体系中,分散相半径是_____。

四、计算题(计30分)

1. 已知298 K时某一元弱酸HA的浓度为0.01 mol·L^{-1},测得其pH为4.00,求HA的K_a和α。

2. 有一份0.2 mol·L^{-1} HCl溶液,已知K_a(HAc)$=1.74\times10^{-5}$。
   (1) 欲改变其酸度到pH=4.0,应加入HAc还是NaAc?
   (2) 若向溶液中加入等体积的2.0 mol·L^{-1} NaAc溶液,溶液的pH是多少?
   (3) 若向溶液中加入等体积的2.0 mol·L^{-1} HAc溶液,溶液的pH是多少?
   (4) 若向溶液中加入等体积的2.0 mol·L^{-1} NaOH溶液,溶液的pH是多少?

3. 已知 $SiCl_4$ 与 CCl_4 有相似的空间结构,均为正四面体结构。试从杂化轨道理论解释 $SiCl_4$ 分子的结构。

　(1) 用框图表示成键过程、杂化类型,指出等性或不等性;

　(2) 指出所成键的类型(σ 或 π);

　(3) 指出成键涉及的轨道。

4. 在 50 mL 10 g·L^{-1}尿素溶液中,需加入多少克葡萄糖才能使其与正常人体血浆的渗透压相等? 已知血浆的渗透浓度是 300 mmol·L^{-1},尿素的相对分子质量是 60,葡萄糖的相对分子质量是 180。

参考答案

一、判断题

1. × 　2. × 　3. × 　4. × 　5. × 　6. ✓ 　7. ✓ 　8. × 　9. ✓ 　10. ×

二、选择题

1. B 　2. C 　3. C 　4. C 　5. D 　6. A 　7. A 　8. B 　9. C 　10. B 　11. C 　12. B 　13. D 　14. C 　15. D 　16. B 　17. D 　18. D 　19. C 　20. A

三、填空题

1. 半透膜　膜两侧有渗透浓度差　2. 氯化·三(乙二胺)合铁(Ⅲ)　en　6

3. 302.6 mmol·L^{-1}　4. [Ar]3d^{5}4s^1　5. BF_3　6. CH_3F　7. H_2S　8. 角量子数 l

9. $n+0.7l$　10. F_2　11. $+8/3$　12. 减小　13. 3　1　0　14. 概率　15. 1~100 nm

四、计算题

1. 根据一元弱酸计算 H^+ 浓度的最简式$[H^+]=\sqrt{cK_a}$,可得

$$K_a=\frac{[H^+]^2}{c}=\frac{(1\times10^{-4})}{0.01}=1\times10^{-6}$$

因此 HA 的解离度为:

$$\alpha=\sqrt{\frac{K_a}{c}}=\sqrt{\frac{1\times10^{-6}}{0.01}}=0.01=1\%$$

2. (1) 0.2 mol·L^{-1}的 HCl 溶液的 pH 约为 0.7,欲使其 pH 增大到 4.0,应该加入

NaAc。

(2) 两溶液等体积混合后,溶质浓度均降低为原来的一半,因 HCl 和 NaAc 发生反应生成 HAc,反应后溶液中含有 0.1 mol·L⁻¹ HAc 和 0.9 mol·L⁻¹ NaAc,这是一个缓冲溶液,根据亨—哈方程式可求出溶液 pH 为:

$$pH = pK_{HAc} + lg\frac{[Ac^-]}{[HAc]} = 4.76 + lg\frac{0.9}{0.1} = 5.71$$

(3) 两溶液等体积混合后,HCl 和 HAc 浓度均降低为原来的一半,由于 HCl 对 HAc 的解离产生同离子效应,溶液中 HAc 的解离可以忽略不计,溶液的 pH 可直接根据 HCl 的浓度来求,因此溶液的 pH 为 1。

(4) 两溶液等体积混合后,溶质浓度均降低为原来的一半,因 HCl 和 NaOH 发生反应生成 NaCl 和 H₂O,反应后溶液中含有 0.1 mol·L⁻¹ NaCl 和 0.9 mol·L⁻¹ NaOH,溶液的 pH 应直接根据 NaOH 的浓度来求,因此溶液的 pH 为 13.95。

3. (1)

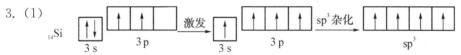

Si 原子核外发生了 sp³ 等性杂化

(2) Si 原子与 Cl 原子之间生成 σ 键。

(3) Si 的 sp³ 杂化轨道和 Cl 的 3p 轨道。

4. 该尿素溶液的物质的量浓度为

$$c_{尿素} = \frac{\rho_{尿素}}{M_{尿素}} = \frac{10}{60} = 0.167 \text{ mol·L}^{-1}$$

由于尿素是非电解质,因此该尿素溶液的渗透浓度为 167 mmol·L⁻¹。

混合溶液总的渗透浓度为 300 mmol·L⁻¹,因此加入的葡萄糖的渗透浓度为 133 mmol·L⁻¹,由于葡萄糖也为非电解质,因此其物质的量浓度即为 0.133 mol·L⁻¹。

溶液体积为 50 mL,因此溶液中葡萄糖的质量应为:

$$m_{葡萄糖} = c_{葡萄糖} \cdot V \cdot M_{葡萄糖} = 0.133 \times 0.05 \times 180 = 1.197 \text{ g}$$

综合测试题三

一、命名下列有机化合物(第 11～15 题按要求注明构型,计 30 分)

1. $(CH_3)_2CHCH_2C(CH_3)_3$

2.

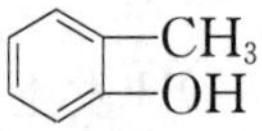

3.

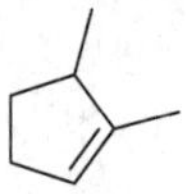

4. CH_3COCH_2COOH

5. $CH_3CH_2CONHCH_3$

6. 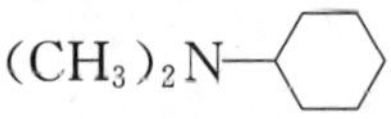 $(CH_3)_2N-$

7. $HOOCCH_2CH(OH)COOH$

8. $(CH_3CO)_2O$

9. CH_3COOCH_3

10. 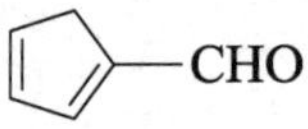 —CHO

11. 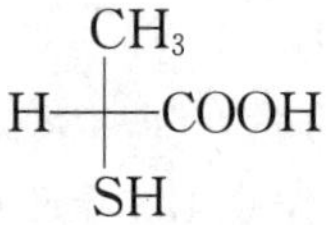
$$\begin{array}{c} CH_3 \\ H-\!\!\!\!\overset{|}{\underset{|}{C}}\!\!\!\!-COOH \quad (R/S) \\ SH \end{array}$$

12. 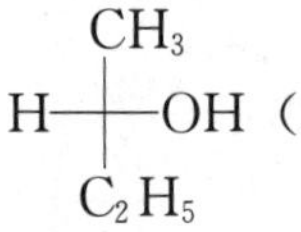
$$\begin{array}{c} CH_3 \\ H-\!\!\!\!\overset{|}{\underset{|}{C}}\!\!\!\!-OH \quad (D/L) \\ C_2H_5 \end{array}$$

13. 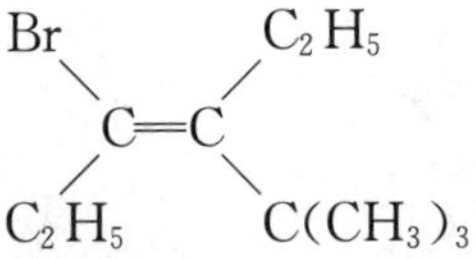
$$\begin{array}{c} Br \qquad\quad C_2H_5 \\ \diagdown C=C \diagup \qquad (cis/trans) \\ C_2H_5 \diagup \qquad \diagdown C(CH_3)_3 \end{array}$$

14. 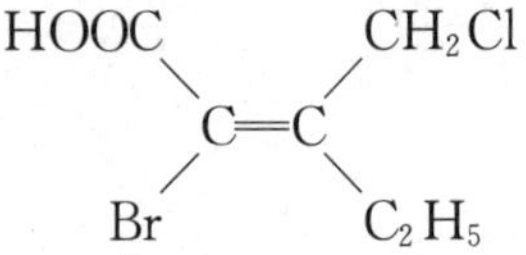
$$\begin{array}{c} HOOC \qquad CH_2Cl \\ \diagdown C=C \diagup \qquad (Z/E) \\ Br \diagup \qquad \diagdown C_2H_5 \end{array}$$

15. 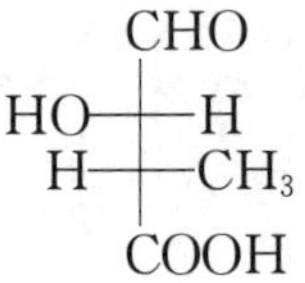
$$\begin{array}{c} CHO \\ HO-\!\!\!\!\overset{|}{\underset{}{C}}\!\!\!\!-H \quad (R/S) \\ H-\!\!\!\!\overset{}{\underset{|}{C}}\!\!\!\!-CH_3 \\ COOH \end{array}$$

二、完成下列反应式(不能反应的请注明"不反应",每题 2 分,15 题,计 30 分)

1. 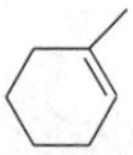 $+HBr \longrightarrow$

2. 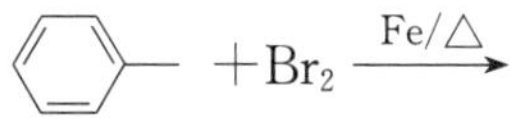 $+Br_2 \xrightarrow{Fe/\triangle}$

3. 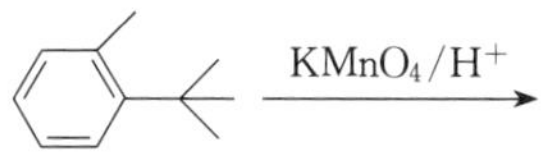 $\xrightarrow{KMnO_4/H^+}$

4. $CH_3CH_2CH_2CHO \xrightarrow{\text{稀 } NaOH}$

5. 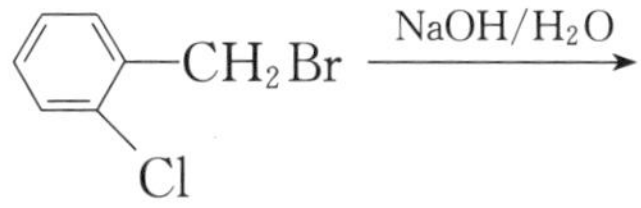 $\xrightarrow{NaOH/H_2O}$

6. $CH_3COCH_3 + NH_2NH_2 \longrightarrow$

7. 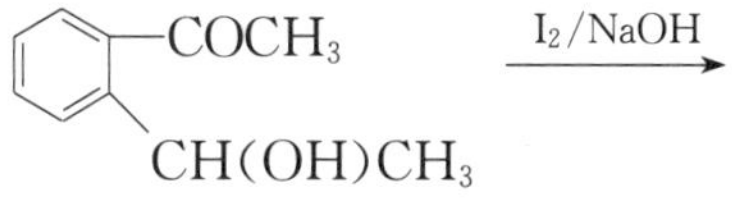 $\xrightarrow{I_2/NaOH}$

8. 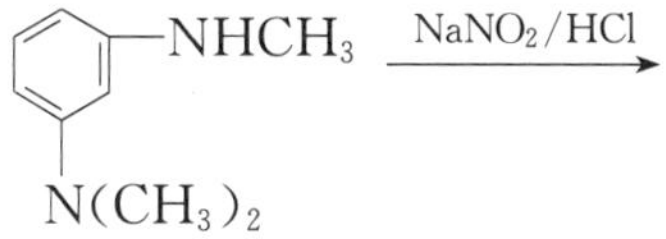 $\xrightarrow{NaNO_2/HCl}$

9. 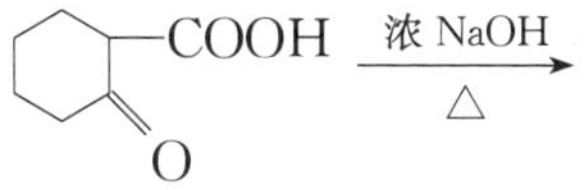 $\xrightarrow[\triangle]{\text{浓 } NaOH}$

10. $CH_3CH{=}CHC{\equiv}CH \xrightarrow{1 \text{ mol } Br_2}$

11. 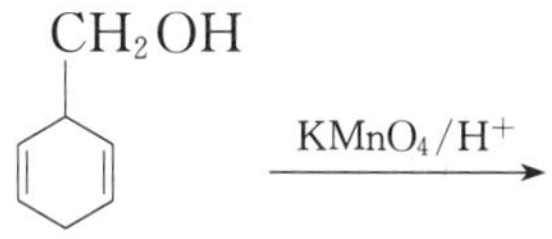 $\xrightarrow{KMnO_4/H^+}$

12. 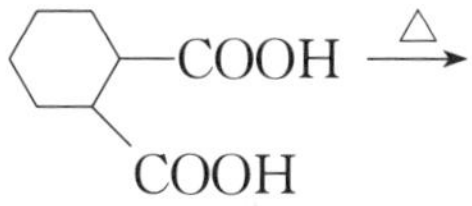 $\xrightarrow{\triangle}$

13. $HOCH_2CH_2CH_2COOH \longrightarrow$

14. 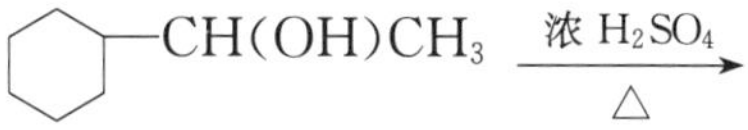 $\xrightarrow[\triangle]{\text{浓 } H_2SO_4}$

15. 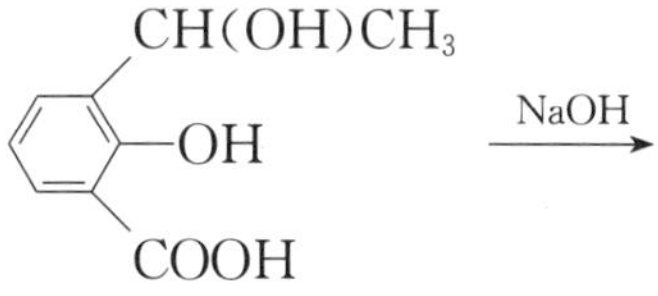 $\xrightarrow{NaOH}$

三、单选题(每题 2 分,共 15 题,计 30 分)

1. C_5H_{10} 的同分异构体共有　　　　　　　　　　　　　　(　　)

  A. 6　　　　　　　　　　B. 11　　　　　　　　　　C. 10

  D. 9　　　　　　　　　　E. 12

2. 既存在对映异构体,又存在顺反异构体的是　　　　　　　　(　　)

  A. 2,3-丁二醇　　　　　B. 2-丁烯　　　　　　　C. 2-羟基丙酸

  D. 3-戊烯-2-醇　　　　E. 3-溴-1-丁烯

3. 当 X——CH_2Cl 进行 S_N1 反应时,如 X 分别为 ①—OH;②—H;③—Br;

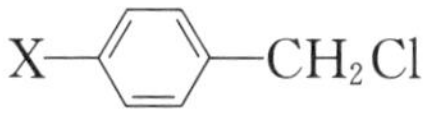

④—NO₂;⑤—CH₃ 时,其反应活性顺序为 （ ）

A. ③>④>⑤>①>②　　B. ①>⑤>③>②>④　　C. ①>⑤>②>③>④

D. ①>③>⑤>④>②　　E. ⑤>①>③>②>④

4. 下列化合物发生亲核加成反应活性最大的是 （ ）

A. 环己酮　　　　　　　B. 丙酮　　　　　　　C. 乙醛

D. 三氯乙醛　　　　　　E. 苯甲醛

5. 下列化合物作为酸性最强的是 （ ）

A. 乙酸　　　　　　　　B. 甲酸　　　　　　　C. 苯甲酸

D. 草酸　　　　　　　　E. 碳酸

6. 下列说法正确的是 （ ）

A. 淀粉水解产物为葡萄糖,所以淀粉有还原性

B. 葡萄糖是最甜的单糖

C. 一切单糖都是还原糖

D. 可以用托伦试剂来区分酮糖和醛酮

E. D-α-葡萄糖的对映异构体是 L-β-葡萄糖

7. 化合物①乙醇;②乙酸;③水;④甲酸;⑤草酸;⑥苯甲酸,按酸性由强到弱排列为

（ ）

A. ③>④>②>①>⑥>⑤　　　　B. ③>⑤>①>②>④>⑥

C. ②>①>④>⑥>⑤>③　　　　D. ⑤>④>⑥>②>③>①

E. ④>⑤>⑥>②>③>①

8. 下列说法不正确的是 （ ）

A. 顺反异构体不能通过键的自由旋转而互相转化

B. 光学异构体的构型与旋光方向无直接关系

C. 糖在溶液中的变旋光现象是由其环状的两个异构体之间通过开链结构发生互变异构引起的

D. 一对对映体的混合物称为外消旋体

E. 化合物中如果只有一个手性碳原子,就一定有手性

9. 某化合物结构式如下:

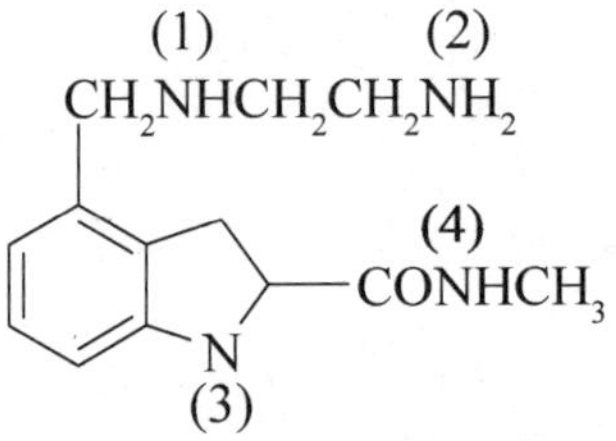

$$\overset{(1)}{CH_2}NH\overset{(2)}{CH_2}CH_2NH_2$$

（4个N原子位置,化合物含吲哚啉环,(3)为环上N,(4)为 CONHCH₃）

4个 N 原子的碱性大小是 （ ）

A. (1)>(2)>(3)>(4)　　B. (1)>(4)>(3)>(2)　　C. (2)>(1)>(3)>(4)

D. (3)>(2)>(1)>(4)　　E. (3)>(1)>(2)>(4)

10. 醛、酮和羰基试剂的反应本质上属于 （ ）

A. 亲电加成反应　　　　B. 亲核加成反应　　　C. 游离基加成反应

D. 亲电加成消去反应　　E. 亲核加成消去反应

11. 海藻糖是分子式为 $C_{12}H_{22}O_{11}$ 的一种非还原性二糖,是由两分子 α-D-葡萄糖组成的,其结构中的苷键为 （　　）

    A. α-1,6-苷键   B. α-1,3-苷键   C. α-1,1-苷键

    D. α-1,4-苷键   E. α-1,2-苷键

12. 下列物质不与托伦试剂发生反应的是 （　　）

    A. 葡萄糖   B. 蔗糖   C. 半乳糖

    D. 果糖   E. 甘露糖

13. 某氨基酸的 pI＝5.0,现测得其水溶液 pH 为 4,该氨基酸在此溶液中的主要存在形式为 （　　）

    A. $^+CH_2CHCOOH$ 　　 B. $CH_3CHCOOH$ 　　 C. CH_3CHCOO^-

       |　　　　　　　　　　　　|　　　　　　　　　　　　|

      NH_2 　　　　　　　　 $^+NH_3$ 　　　　　　　　 NH_2

    D. CH_3CHCOO^- 　　 E. $CH_3CHCOOH$

       |　　　　　　　　　　　　|

      $^+NH_3$ 　　　　　　　　 NH_2

14. 下列化合物中不和氢氰酸发生反应的是 （　　）

    A. 苯乙酮   B. 丙酮   C. 丙醛

    D. 环戊酮   E. 2-丁酮

15. 下列化合物中,属于仲胺的是 （　　）

    A. ⬡—NH_2 B. ⬡—NH_2 C. ⬡—$N(CH_3)_2$

    D. ⬠ NH_2 / CH_3 E. ⬡—$NHCH_3$

四、结构推导(每题 5 分,共 2 题,计 10 分)

1. 化合物 A 的分子式为 $C_5H_{11}O_2N$,S 构型,有弱碱性,用稀碱处理发生水解,生成 B 和 C。B 也是 S 构型,它既能与酸成盐,也能与碱成盐,并与亚硝酸反应放出氮气。C 没有旋光性,它能与金属钠反应放出可燃性气体,并能发生碘仿反应,试推测 A、B、C 的结构。

2. 化合物 A 分子式为 C_4H_8O,与 Tollens 试剂无反应,与 2,4-二硝基苯肼反应可得一橘黄色固体。A 与氢氰酸反应得化合物 B,分子式为 C_5H_9ON,A 催化加氢得手性化合物 C,C 经浓硫酸脱水得 D,D 经高锰酸钾氧化只得到一种产物乙酸。试推测 A、B、C、D 的结构。

参考答案

一、命名下列有机化合物

1. 2,2,4-三甲基戊烷
2. 邻甲基苯酚
3. 1,5-二甲基-1-环戊烯
4. 3-丁酮酸（乙酰乙酸）
5. N-甲基丙酰胺
6. 二甲基环己基胺
7. 2-羟基丁二酸
8. 乙酸酐
9. 乙酸甲酯
10. 1,3-环戊二烯甲醛
11. R-2-巯基丙酸
12. D-2-丁醇
13. trans-2,2-二甲基-3-乙基-4-溴-3-己烯
14. E-3-乙基-4-氯-2-溴-2-丁烯酸
15. （2S,3S）-2-甲基-3-羟基丁醛酸

二、完成下列反应式

1.

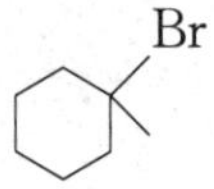

2.

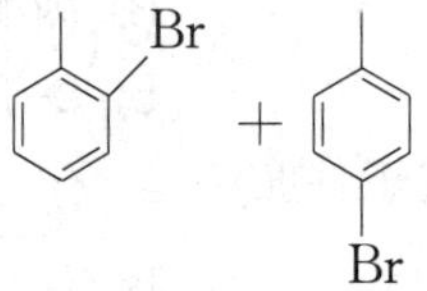

3.

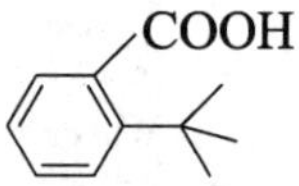

4. $CH_3CH_2CH_2CH(OH)CHCHO$
   $\underset{|}{C_2H_5}$

5.

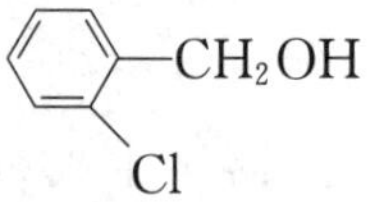

6. $(CH_3)_2C=NNH_2$

7. 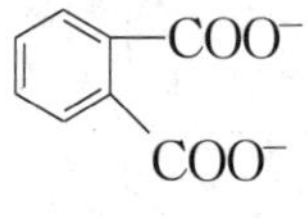 $+CHI_3$

8.

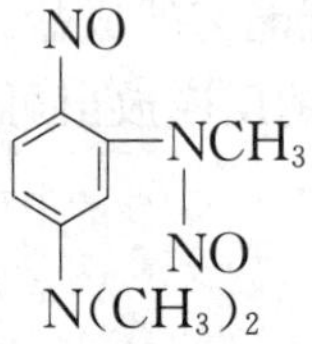

9. $NaOOC(CH_2)_5COONa$

10. $CH_3CH(Br)CH(Br)C\equiv CH$

11. $HOOCCH_2COOH+\ \underset{\underset{COOH}{|}}{HOOCCHCOOH}$

12.

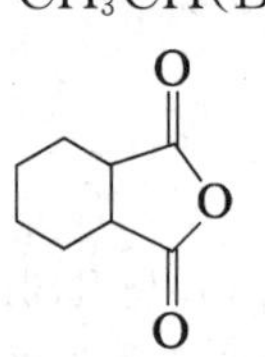

13.

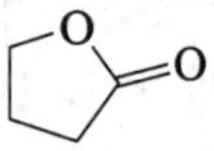

14. 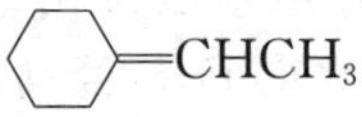 $=CHCH_3$

15.

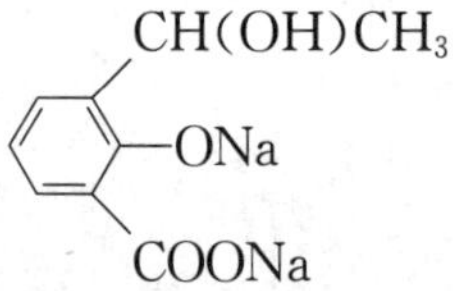

三、单选题

1. E 2. D 3. C 4. D 5. D 6. C 7. D 8. D 9. A 10. E 11. C 12. B
13. B 14. A 15. E

四、结构推导

1. A. $\overset{NH_2}{\underset{CH_3}{H—\!\!\!\!-\!\!\!\!-C—COOC_2H_5}}$ B. $\overset{NH_2}{\underset{CH_3}{H—\!\!\!\!-\!\!\!\!-C—COOH}}$ C. CH_3CH_2OH

2. A. $CH_3COCH_2CH_3$ B. $\overset{CN}{\underset{OH}{CH_3—C—CH_2CH_3}}$

   C. $CH_3CH(OH)CH_2CH_3$ D. $CH_3CH = CHCH_3$

（居一春）

综合测试题四

一、用系统命名法命名下列有机化合物（12～15题还需按要求标明构型，每题 2 分，共 15 题，计 30 分）

1.

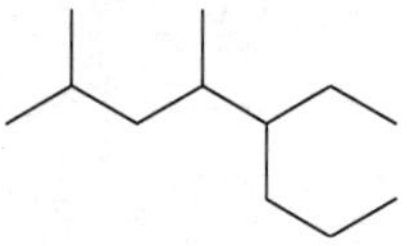

2. $(CH_3)_2CHCH_2CH_2COOCH_2CH_3$

3.

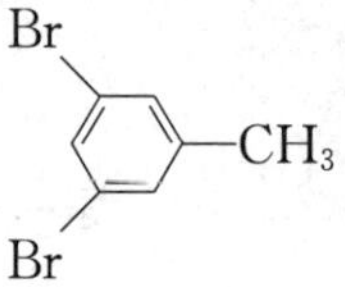

4.

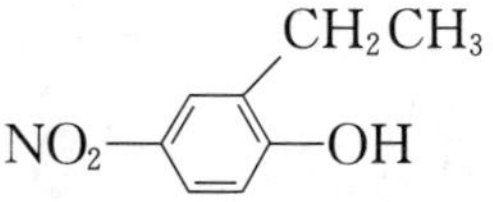

5.

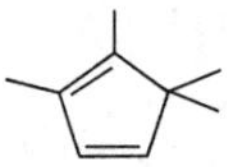

6.

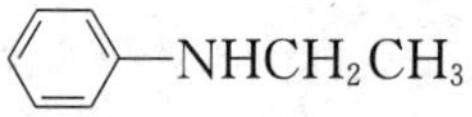

7. $CH_3CH_2CH_2NHCH(CH_3)_2$

8. 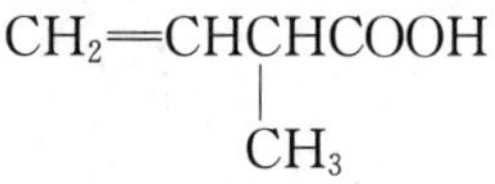 $CH_2\!\!=\!\!CHCHCOOH$
   　　　　　$|$
   　　　　CH_3

9. 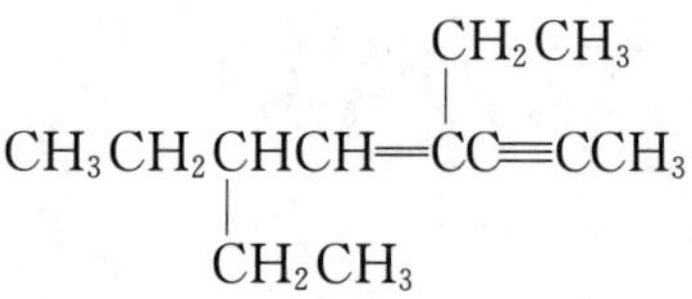 $CH_3CH_2CHCH\!\!=\!\!CC\!\!\equiv\!\!CCH_3$
   　　　　$|$　　　$|$
   　　CH_2CH_3　CH_2CH_3

10. $(CH_3)_3CCOCH_2CH_3$

11. 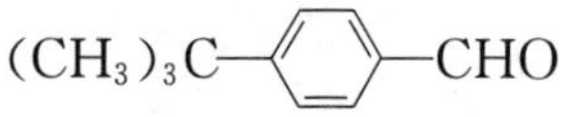 $(CH_3)_3C\!-$ $-CHO$

12. 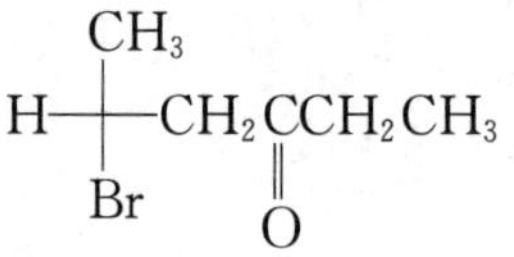 　（R/S）

13. 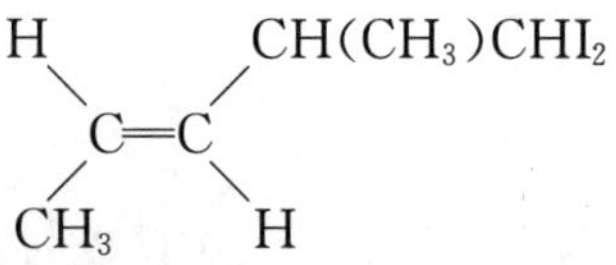 　　　　（顺/反）

14.
$$\begin{array}{c} Cl \qquad\quad CH_2CH_2CH_2Cl \\ \diagdown\qquad\diagup \\ C\!=\!C \qquad\qquad (Z/E)\\ \diagup\qquad\diagdown \\ CH_3 \qquad CH_2CH_3 \end{array}$$

15.
$$\begin{array}{c} CHO \\ | \\ HO\!-\!\!-\!\!-\!H \quad (D/L)\\ | \\ CH_3 \end{array}$$

二、完成下列反应式(不能反应的注明"不反应",每题 2 分,共 15 题,计 30 分)

1. $\xrightarrow[\text{Pt}]{\text{H}_2}$

2. $(CH_3)_2CHC\!\equiv\!CH \xrightarrow{Ag(NH_3)_2NO_3}$

3. $-NO_2 \xrightarrow[\text{Fe},\triangle]{\text{Br}_2}$

4. $-CH\!=\!CH_2 \xrightarrow{\text{Br}_2}$

5. $=CH_2 \xrightarrow[\text{H}^+]{\text{KMnO}_4}$

6. $\begin{array}{c}-CH_2CHCH(CH_3)_2 \\ \qquad\quad | \\ \qquad\quad OH \end{array} \xrightarrow[\triangle]{\text{浓 H}_2\text{SO}_4}$

7. $\begin{array}{c} \qquad\qquad\quad OH \\ \qquad\qquad\quad | \\ CH_3CCH_2CHCHCH_3 \\ \;\;\|\qquad\qquad | \\ \;\;O\qquad\qquad CH_3 \end{array} \xrightarrow[\text{OH}^-]{\text{I}_2}$

8. $HO-$$-CH_2CH_2OH \xrightarrow{\text{NaOH}}$

9. $\begin{array}{c}(CH_3)_2CCH_2CH_3 \\ \quad\;\; | \\ \quad\;\; Br \end{array} \xrightarrow[\text{醇}\triangle]{\text{NaOH}}$

10. $(CH_3)_3CCH_2CHO \xrightarrow{\text{稀 NaOH}}$

11. $-CH_2NHCH_2CH_3 \xrightarrow{\text{NaNO}_2/\text{HCl}}$

12. $(CH_3CH_2)_2CHCH_2COOH \xrightarrow{\text{SOCl}_2}$

13. $\xrightarrow{\triangle}$

14. $\xrightarrow{\text{KMnO}_4/\text{H}^+}$

15. $\xrightarrow{\text{HCN}}$

三、单选题(每题 2 分,共 15 题,计 30 分)

1. sp^3 杂化轨道的夹角是　　　　　　　　　　　　　　　　　　　　　　（　）

   A. 180°　　　　　　　　　B. 120°　　　　　　　　　C. 109°28′

   D. 90°　　　　　　　　　　E. 115°

2. 下列哪个离子或分子不能与羰基化合物发生加成反应　　　　　　　　　　（　）

   A. Br^+　　　　　　　　　B. CN^-　　　　　　　　C. NH_3

   D. C_2H_5OH　　　　　　E. H_2NOH

3. 与 2,4-二硝基苯肼及斐林试剂都有反应的化合物的范畴为　　　　　　　（　）

   A. 醛类　　　　　　　　　　B. 甲基酮　　　　　　　　C. 脂肪醛

   D. 酮类　　　　　　　　　　E. 羰基化合物

4. 苯环结构稳定的主要原因是　　　　　　　　　　　　　　　　　　　　　（　）

   A. 空间效应　　　　　　　　B. 诱导效应　　　　　　　C. p-π 共轭效应

   D. σ-π 共轭效应　　　　　　E. π-π 共轭效应

5. 下列物质中酸性最强的是　　　　　　　　　　　　　　　　　　　　　　（　）

   A. 苯酚　　　　　　　　　　B. 乙酸　　　　　　　　　C. 碳酸

   D. 乙醇　　　　　　　　　　E. 水

6. 下列物质中,能与溴水发生加成反应的是　　　　　　　　　　　　　　　（　）

   A. 己烷　　　　　　　　　　B. 戊烷　　　　　　　　　C. 环丙烷

   D. 环戊烷　　　　　　　　　E. 环己烷

7. ①$(CH_3)_3CCOC(CH_3)_3$,②CCl_3CHO,③$CH_3COCH_2CH_3$,④CH_3CHO,⑤CH_3COCH_3,羰基活性由强到弱的顺序为　　　　　　　　　　　　　　　　　　　　　（　）

   A. ②>③>④>①>⑤　　　B. ④>③>⑤>②>①　　C. ②>④>⑤>③>①

   D. ⑤>②>③>④>①　　　E. ①>②>③>④>⑤

8. 下列化合物中,属于仲醇的是　　　　　　　　　　　　　　　　　　　　（　）

   A. ⌬—OH　　　　　　　　B. ⬡—OH　　　　　　　　C. ⌬—CH_2OH

   D. (环戊基)$\substack{OH\\CH_3}$　　　　　　　　　E. HO—⬡—$CH(CH_3)_2$

9. 下列二元酸中,受热后产物是六元环的是　　　　　　　　　　　　　　　（　）

   ①丙二酸　②丁二酸　③戊二酸　④己二酸　⑤庚二酸

   A. ①③　　　　　　　　　　B. ①②③　　　　　　　　C. ③④⑤

   D. ②④　　　　　　　　　　E. ③⑤

10. 关于共轭效应的描述,下列哪种说法是错误的　　　　　　　　　　　　　（　）

   A. 共轭体系具有共平面性

   B. 共轭体系内所含的双键和单键的长度趋于平均化

   C. 共轭体系能量显著降低

   D. 共轭效应的传递随着距离的增加而迅速减弱

   E. 共轭效应沿共轭链传递,不是所有碳链都可以传递共轭效应

11. 下列化合物中有顺反异构体的是　　　　　　　　　　　　　　　　（　　）

A. $CH_3C{\equiv}CCH_3$ 　　　B. $CH_3CH{=}CHCH_3$ 　　　C. $CH_3CH_2CH{=}CH_2$

D. $(CH_3)_2C{=}CHCH_3$ 　　　E. $(CH_3CH_2)_2C{=}CHCH_3$

12. 下列碳正离子中最稳定的是　　　　　　　　　　　　　　　　　（　　）

A. $CH_2{=}CH\overset{+}{C}HCH_3$ 　　　B. $F_3C\overset{+}{C}HCH_3$ 　　　C. $CH_3CH_2\overset{+}{C}H_2$

D. $CH_3\overset{+}{C}HCH_3$ 　　　E. $(CH_3)_3\overset{+}{C}$

13. 实验室中常用 Br_2 的 CCl_4 溶液鉴定碳碳双键,其反应机理是　　　　　（　　）

A. 自由基加成　　　　　B. 亲电加成　　　　　C. 亲电取代

D. 亲核加成　　　　　E. 亲核取代

14. 下列化合物中,发生硝化反应速度最快的是　　　　　　　　　　　（　　）

A. 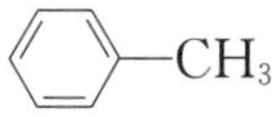 ⬡—CH_3　　　　　B. ⬡—$C(CH_3)_3$　　　　　C. ⬡—Br

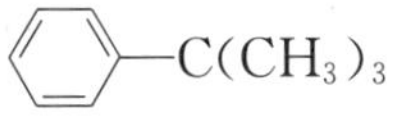

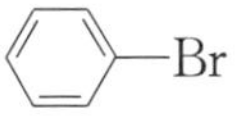

D. 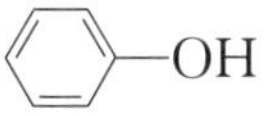 ⬡—OH　　　　　E. 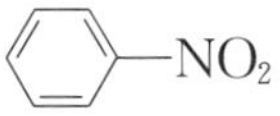 ⬡—NO_2

15. 下述化合物不可能发生的反应是　　　　　　　　　　　　　　　（　　）

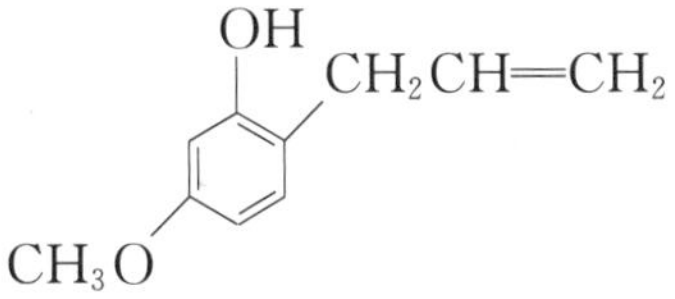

A. 与 NaOH 反应　　　　　　　　B. 与溴水加成

C. 与碳酸氢钠反应放出二氧化碳　　　D. 使酸性高锰酸钾褪色

E. 与三氯化铁显色

四、结构推导(每题 5 分,共 2 题,计 10 分)

1. 一化合物的化学式为 C_8H_{12},在催化剂的作用下可与 2 mol 氢气加成;C_8H_{12} 经酸性高锰酸钾氧化后,只得到二羧酸 $HOOCCH_2CH_2COOH$,试推测该化合物的结构式。

2. 化合物 A(分子式为 $C_4H_{10}O$)可与金属钠作用放出氢气,A 氧化后得中性产物 B,B 可与 2,4-二硝基苯肼作用,生成黄色沉淀,B 不能和托伦试剂作用。写出 A 和 B 的可能结构。

参考答案

一、用系统命名法命名下列有机化合物

1. 2,4-二甲基-5-乙基辛烷
2. 4-甲基戊酸乙酯
3. 3,5-二溴甲苯
4. 2-乙基-4-硝基苯酚
5. 1,2,5,5-四甲基-1,3-环戊二烯
6. N-乙基苯胺
7. 丙基异丙基胺
8. 2-甲基-3-丁烯酸
9. 4,6-二乙基-4-辛烯-2-炔
10. 2,2-二甲基-3-戊酮
11. 4-叔丁基苯甲醛
12. R-5-溴-3-己酮
13. 反-4-甲基-5,5-二碘-2-戊烯
14. Z-3-乙基-2,6-二氯-2-己烯
15. L-2-羟基丙醛

二、完成下列反应式

1.

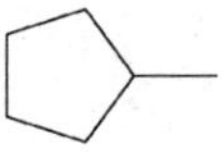

2. $(CH_3)_2CHC{\equiv}CAg$

3.

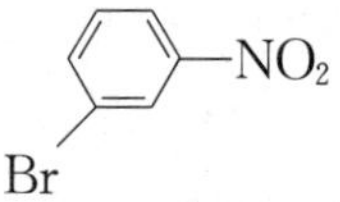

4.

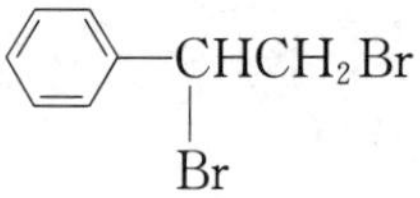

5. $CH_3CCH_2CCH_2COOH + CO_2$
   （O、O 为羰基）

6.

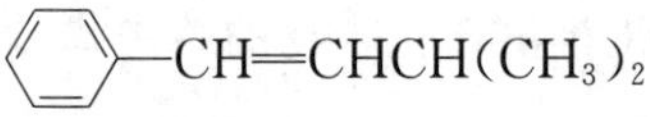

7. $^{-}OCCH_2CHCOO^{-} + CHI_3$
   （O 为羰基，CH_3 为取代基）

8. 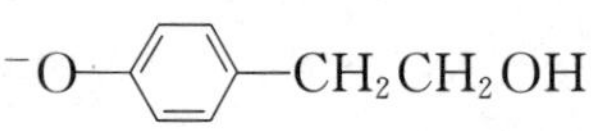 $^{-}O{-}\bigcirc{-}CH_2CH_2OH$

9. $(CH_3)_2C{=}CHCH_3$

10. $(CH_3)_3CCH_2CHCHC(CH_3)_3$
    （OH、CHO 为取代基）

11.

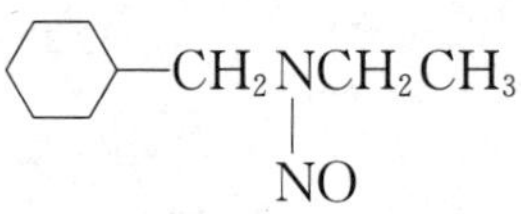

12. $(CH_3CH_2)_2CHCH_2COCl$

13.

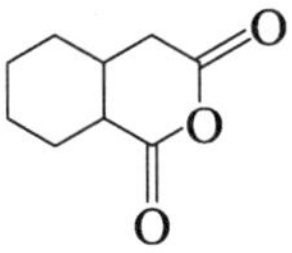

14.

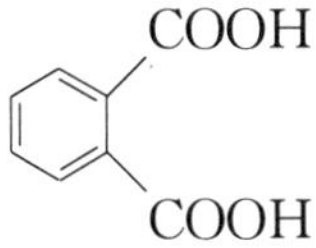

15. 不反应

三、单选题

1. C　2. A　3. C　4. E　5. B　6. C　7. C　8. B　9. E　10. D　11. B　12. A
13. B　14. D　15. C

四、结构推导

1.

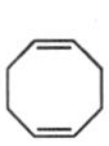

2. A：$CH_3CH_2CHCH_3$　　　　　　　　B：$CH_2CH_2CCH_3$
　　　　　　　|　　　　　　　　　　　　　　　　　‖
　　　　　　　OH　　　　　　　　　　　　　　　　O

（朱　荔）